PART 1

당신의 눈은

빠르게 늙고 있다

눈은 하루 16시간 이상
쉬지 않고 일한다

현대인의 눈은 하루 평균 16시간 이상 쉼 없이 일한다. 아침에 눈을 뜨는 순간부터 잠에 드는 그 순간까지, 눈은 단 한 순간도 쉬지 않는다. 스마트폰 알림 화면으로 하루를 시작하고 뉴스 확인, 영상 시청, 메시지 답장, 이메일 확인, 영상 회의까지 모든 일상이 화면과 문장, 이미지와 빛의 자극으로 가득하다.

온갖 시각 정보가 끊임없이 쏟아져 들어오지만 우리 대부분은 자신이 얼마나 많은 '시각 노동'을 하고 있는지 자각하지 못한 채 살아간다. 눈이 뻑뻑하고 침침해도, 머리가 지끈할 정도로 두통이 와도 그저 '피곤해서'라고 넘긴다. 하지만 그 피로는 당신의 눈이 보내는 위기 신호일 수 있다. 당신의 눈은 생각보다 훨씬 빠르게 늙어가는 중이다.

눈은 쉬는 법을
배운 적이 없다

몸에 피로가 쌓이면 사람들은 잠을 충분히 자거나 뜨끈한 사우나에 들어가 휴식을 취한다. 그런데 야박하게도 우리는 눈에 쉬는 시간을 제대로 주지 않는다. 멍하니 창밖을 바라보는 순간에도 눈은 주변의 수많은 시각 자극을 수집한다. 나뭇잎의 미세한 움직임, 지나가는 사람들의 실루엣, 책상 위 소품 하나까지 눈에는 계속 입력되는 정보다.

대단히 착각하는 것이 있다. 우리는 책을 읽을 때도, 영화를 볼 때도 '휴식 중'이라고 생각하지만 사실 눈은 계속 일을 하고 있다. 빠르게 전개되는 장면에서 눈은 더 긴장하고, 자막이 많을 땐 더 바쁘게 움직인다. 눈이 진짜로 쉬는 시간은 단 하나, 깊은 잠에 빠져 렘수면 주기가 지나고 안구 운동이 멈추는 순간뿐이다.

우리는 수없이 "좀 쉬자"라고 말하지만, 눈은 쉬는 법을 배운 적이 없다. '충분히 쉰 것 같은데 왜 계속 피곤할까?'라는 의문의 이면에는 과로한 눈과 뇌의 신호가 숨어 있는 경우가 많다.

눈은 단순한 감각기관이 아니다. 눈은 정보의 입구이며 뇌의 일부다. '눈으로 본다'라는 것은 곧 뇌가 사물을 인식해 판단하는 것을 말한다. 눈으로 들어오는 빛, 형태, 색, 움직임이 망막을 거쳐 시신경으로 전달되면 뇌는 전달받은 시각 정보를 해석하는 과정을 거쳐 사물을 판단한다. 이 복잡한 과정을 눈은 하루에도 수만 번, 수십만 번 반복한다. 매일 쉴 새 없이 일하는 셈이다. 눈은 우리가 막연히 생각하는 것보다 훨씬 더 열악한 노동 환경에 놓여 있다.

지금 우리에게 필요한 건 '시생활'

눈은 우리가 생각하는 것보다 훨씬 더 많은 종류의 자극에 노출되어 있다. 밝기의 변화, 강한 색의 대비, 빠른 화면 전환, 짧은 초점 거리, 불규칙한 조명 등 이 모든 자극은 눈에 미세한 손상을 남긴다. 이런 손상은 눈에 보이지는 않지만 조금씩 쌓인다. 그러다 결국 잘 보이지 않는 노안으로, 뻑뻑함과 콕콕 쑤시는 등 이상 증상이 표출되는 눈으로 진행된다.

노안을 늦추고 시력을 지키기 위해서는 단순히 눈을 덜 쓰는 것만으로는 부족하다. 이제는 의식적으로 눈을 관리하고 회복시키는 생활습관, 즉 '시생활視生活'이 필요하다. 눈을 스트레칭하고, 가까이 보기와 멀리 보기를 번갈아 하면서 조절력을 회복해야 한다. 밝음과 어둠, 초점과 흐림 사이에서 눈이 숨 쉴 틈을 만들어 주어야 한다. 다시 말해 눈 건강을 회복하고 노안을 늦추려면 잘 설계된 루틴이 필요하다.

눈이 건강하면 세상이 또렷해지고, 집중력과 정서적 안정도 함께 높아진다. 지금 눈을 지키는 작은 습관 하나가 10년 후 삶의 질을 바꾸는 중요한 투자가 될 수 있다.

인생 후반전을 괴롭힐
노안이 찾아왔다

　노안은 어느 날 문득 찾아오지 않는다. 그 이전부터 눈은 조용하고 끈질기게 신호를 보냈을 것이다. 다만 우리가 그 신호를 대수롭지 않게 여기거나 다른 이유로 착각해 무심코 흘려보내는 경우가 대부분이다. 특히 노안 초기에 나타나는 징후는 너무 미세하고 일상적이어서 단순한 피로나 일시적인 증상으로 생각하기 쉽다. 그래서일까. 많은 사람들이 노안을 늦출 수 있는 결정적 시기를 놓친다.
　노안은 막을 순 없지만 늦출 수는 있다. 그리고 그 방어선은 언제나 빠르게 인식하는 데서 시작된다. 눈이 보내는 변화의 신호에 조금만 더 민감해진다면 훨씬 더 오랫동안 젊은 눈을 유지할 수 있다.

눈이 보내는
대표적인 노안 진입 신호

노안은 가까이 있는 글씨나 사물이 흐릿하게 보이는 증상이다. 하지만 다른 질병도 그렇듯 노안 역시 하나의 증상만 있는 건 아니다. 많은 이들이 다양한 증상을 호소한다.

"글자가 겹쳐 보여요."
"눈이 침침하고 뻑뻑한 느낌이 들어요."
"눈앞이 자주 흐릿해져서 눈을 찡그리게 돼요."
"문장 몇 줄만 읽어도 뒷머리나 관자놀이가 뻐근하게 당겨요."
"책이나 스마트폰을 볼 때 자꾸 팔을 멀리 뻗게 돼요."
"스마트폰을 집중해서 보다가 TV를 보면 글자가 다 흐릿하게 보여요. 자막을 읽을 수가 없어요."
"밝은 곳에서는 괜찮지만, 어두운 조명 아래에서는 초점이 잘 맞지 않아요."

이런 증상 중 하나라도 반복적으로 나타난다면 당신의 눈은 이미 노안 구간에 진입했을 가능성이 크다. 물론 처음에는 가볍게 지나갈 수 있다. 그날따라 피곤했거나 잠을 설친 날일 수도 있고, 음주나 수면 부족이 원인일 수도 있다. 그러나 동일한 증상이 반복되고, 점점 더 자주 나타난다면 단순히 컨디션 문제가 아니라 눈이 보내는 구조 신호일 수 있다.

신호를 놓치는 순간 노안은 속도를 높인다

주황색 신호등이 꺼지는 찰나에도 무심코 달리면 어떻게 될까? 사고의 위험이 도사린다. 눈도 마찬가지다. 경고 신호를 무시한 채 눈을 무리하게 계속 사용하면 어느새 '급가속 구간'에 진입하게 된다. 이 구간에 이르면 시력 저하가 빠르게 진행되고, 노안의 복합적인 불편한 증상이 일상에 본격적으로 스며들기 시작한다. 많은 사람들이 "피곤해서 그래", "어제 과로했으니까", "나이 들면 다 그렇지"라며 자꾸 눈이 보내는 신호를 합리화한다. 하지만 이러한 무심함이야말로 시력 회복이 가능한 시기를 놓치게 만드는 가장 큰 이유다.

노안을 늦추는 데 있어 식이요법이나 눈 운동도 중요하지만, 가장 중요한 건 신호를 빨리 알아차리는 감각과 즉각적으로 반응하는 태도다. 이때가 바로 관리의 출발점이며, 노안을 젊은 눈으로 되돌릴 수 있는 마지막 기회라는 점을 잊지 말아야 한다.

SPECIAL PAGE _ 노안 자가 진단 체크리스트

당신도 노안입니까?

내 눈은 지금 어떤 상태일까? 노안이 시작된 건지 혹은 눈에 질환이 생긴 건지 염려하고 있다면 스스로 점검해보는 것이 좋다. 아래 항목 중 해당되는 것에 표시한 뒤 개수를 세어 결과를 확인해보자.

- ☐ 책이나 휴대폰을 볼 때 팔을 멀리 뻗어야 잘 보인다.
- ☐ 밝은 곳에서만 글자가 선명하게 보인다.
- ☐ 작은 글자를 읽으면 눈이 쉽게 피로하고 졸음이 쏟아진다.
- ☐ 눈이 침침하거나 흐릿하게 보일 때가 있다.
- ☐ 작업 중 머리가 아프거나 눈이 뻐근한 느낌이 든다.
- ☐ 눈의 건조함 또는 이물감이 자주 느껴진다.
- ☐ 안경을 벗었다 썼다 하거나, 돋보기를 찾는 빈도가 늘었다.
- ☐ 저녁이나 야간에는 시야가 더 흐릿하다.
- ☐ 스마트폰 글꼴 크기를 자주 키우게 된다.
- ☐ 가까운 것과 먼 것의 초점 전환 속도가 느리다.

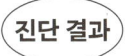

0~2개   노안이 오지 않은 단계

지금까지 눈을 잘 관리한 것 같네요. 현재의 습관을 잘 유지하며 일상에서 눈의 피로만 신경 쓴다면 건강한 눈을 유지할 수 있을 거예요.

3~5개   초기 노안 의심 단계

빨간불이 하나 들어왔습니다. 눈 건강을 해치는 생활습관이 있는지 점검해보세요. 안과 검진을 추천합니다.

6개 이상   노안 진행 경고 단계

경고등에 불이 반짝반짝! 이미 노안에 접어들었군요. 가속이 붙으면 큰일입니다. 빠른 시일 내에 안과 검진을 꼭 받아야 합니다.

젊은 노안 시대,
2030대도 피할 수 없는
노안 드라이브

'노안'이라는 말을 들으면 대부분 백발의 노인이 돋보기를 쓰고 신문을 들여다보는 모습을 떠올린다. 하지만 이제 노안은 더 이상 노인들만의 문제가 아니다. 디지털 기기의 사용이 일상화되면서 노안은 훨씬 이른 나이에, 훨씬 더 빠른 속도로 찾아오고 있다.

현대인의 일상을 들여다보자. 하루 종일 스마트폰을 보고 대부분의 업무를 컴퓨터 모니터 앞에서 처리하며, 여가 시간조차 태블릿 속 영상 콘텐츠와 함께 보낸다. 아침부터 밤까지 모든 생활이 스마트폰, 태블릿, 컴퓨터, TV 등 디지털 기기로 꽉 차 있다. 이런 일상은 눈에 어떤 영향을 미칠까? 가까운 화면을 오랜 시간 들여다보는 습관은 눈의 초점 조절 능력을 빠르게 떨어뜨리고, 눈물막을 얇게 만들며 눈에 피로와 건조를 누적시킨다.

그 결과 과거보다 일찍, 더 넓은 연령대에서 시야 흐림과 초점 전환의 어려움을 호소하고 있다. 40세 이후의 연령에서는 약 70%가 근거리 초점 조절에 불편을 겪으며, 30대 후반부터 이미 피로감과 시야 흐림을 경험하기 시작한다. 뿐만 아니라 30대 초반은 물론 20대 후반에서도 노안 증상을 호소하는 사례가 늘고 있다.

대부분의 사람이 노안은 자연스러운 노화 현상이라고 여기지만, 사실 눈은 '나이'보나 '습관'에 훨씬 더 민감하다. 절대 젊다고 안심할 수 없다.

디지털 시대에 나타난
'디지털 노안'

대한안과학회와 대한안과의사회 등의 자료에 따르면 최근 40대 초반부터 노안 증상으로 병원을 찾는 사람이 눈에 띄게 늘고 있다. 예전에는 노안을 단지 45세 전후에 자연스럽게 나타나는 생리적 변화로 여겼지만, 이제는 '디지털 노안 Digital Presbyopia'이라는 이름 아래 전혀 다른 질병처럼 다뤄지고 있다.

이런 현상은 단순히 나이가 들어서 생기는 변화가 아니다. 스마트폰을 코앞에 들고 오랫동안 보는 습관, 작은 글씨에 집중하며 반복된 초점 맞춤, 블루라이트에 의한 지속적인 자극 등 디지털 환경에 길들

여진 생활 방식이 만들어낸 '신인류의 고질병'이다. 특히 디지털 노안은 서서히 오는 것도, 한참 뒤에 오는 것도 아니다. 대개 갑작스럽게 느껴지고, 한번 시작되면 빠르게 진행된다.

젊은 노안이 많아진 이유

젊은 층에서 노안이 빠르게 늘고 있는 원인은 다양하지만, 공통적으로 '눈이 쉬지 못하는 환경'과 관련이 깊다.

- **디지털 과다 사용** : 하루 종일 가까운 디지털 화면에만 초점이 고정되면서 눈의 조절력이 떨어진다. 이로 인해 초점을 조절하는 근육이 탄력을 잃고, 쉽게 피로해진다.
- **장시간 블루라이트 노출** : 파장이 짧고 에너지가 강한 블루라이트는 망막에 산화 스트레스를 유발하고 멜라토닌 분비를 방해해 수면의 질과 회복력을 떨어뜨린다.
- **스트레스와 수면 부족** : 스트레스를 받으면 눈 주위의 근육이 긴장하고, 수면 부족은 시신경 회복에 필요한 산소와 영양 공급을 막는다.
- **환경오염 및 건조한 실내 공기** : 실내 습도가 낮고 미세먼지가 많은 환경에서는 눈물막이 쉽게 마르며, 안구 표면이 손상되고 기능이 저하된다.
- **불균형한 식생활** : 루테인, 비타민A, 오메가3 등 눈 건강에 필수적인 영양소가 결핍되면 눈의 방어력 자체가 약해진다.

이처럼 젊은 노안은 단지 디지털 기기의 문제뿐 아니라 눈의 휴식과 회복을 방해하는 일상의 모든 조건이 복합적으로 작용해 만들어진 결과다. 따라서 대처도 전방위적으로 이루어져야 한다.

성장기 시력 저하도 안심할 수 없다

문제는 더 이른 시점부터 노안이 시작되고 있다는 점이다. 1인 1 스마트폰 시대가 도래하면서 요즘 어린이와 청소년의 근시 비율은 과거보다 훨씬 높아졌고, 이는 성인기 시력과 노안의 진행에 영향을 미친다. 학습 도구가 디지털화되면서 아이들은 아주 어린 나이부터 가까운 거리에서 디지털 화면을 장시간 보고, 야외 활동은 현저히 줄어들었다. 눈이 제대로 성장하고 회복할 수 있는 환경이 사라진 것이다.

최근 조사에 따르면 초등학생의 안경 착용률은 전체 중 44%에 이르며, 학년이 올라갈수록 그 비율은 가파르게 증가한다. 1학년 때 23.4%인 안경 착용률이 6학년이 되면 61.9%까지 오른다는 통계는 정말 충격적이다.

물론 성장기 시력 저하가 곧바로 노안으로 이어지는 것은 아니다. 하지만 눈을 혹사시키는 생활환경이 계속되면 시력과 상관없이 노안 증상이 빨리 나타날 수 있다. 즉 나이가 문제가 아니라 습관이 문제다.

노안에도
브레이크는 있다

젊은 노안은 단지 이른 노화가 아니라 우리 세대의 삶의 방식이 눈에 보내는 통보다. 그렇다면 해답도 분명하다. 눈을 혹사시키는 습관은 줄이고, 눈의 상태를 회복하고 조율하는 루틴을 만들면 된다.

모든 변화가 그렇듯 노안 또한 조절할 수 있다. 디지털 환경을 약간 조절하는 것만으로도 디지털 노안의 진행을 막거나 늦출 수 있다. 컴퓨터 화면의 밝기를 낮추고, 한 시간마다 일을 멈추고 잠시 먼 곳을 바라보거나, 스마트폰 글자 크기를 편하게 읽을 수 있을 만큼 키우는 행동으로 눈에 가해지는 압력을 줄일 수 있다.

여기에 가까운 거리와 먼 거리를 교대로 응시하거나 눈 주위의 근육을 이완하는 스트레칭을 병행하면 디지털 노안의 브레이크를 손에 쥘 수 있다. 다시 한번 강조하지만 조기 노안의 가장 큰 원인은 나이가 아니라 습관이다. 모든 운동이 그렇듯 시작은 빠를수록 좋다. 무엇보다 중요한 건 '꾸준함'이다. 노안은 피할 수 없지만, 속도를 늦출 수는 있다.

60세 이후는
원시와 백내장 비상

노화는 단지 주름을 만드는 게 아니다. 감각기관의 근본적인 구조와 기능을 하나씩 바꿔 놓는다. 그중에서도 눈은 나이에 가장 민감하게 반응하는 장기 중 하나다. 나이가 들수록 동공의 크기가 작아지고, 빛의 양을 조절하는 반응 속도가 둔해진다. 그 결과 어두운 환경에서 시야 확보가 어려워지고 적응력이 떨어진다.

또 수정체가 점점 경직되면서 초점을 전환하는 능력이 떨어지고, 동공 역시 반사적으로 수축·확장하는 능력을 잃어간다. 눈물샘의 기능도 저하되기 때문에 눈이 쉽게 건조해지고 외부 자극에 민감해진다. 여기에 망막과 황반 부위의 세포 기능까지 약해지면 중심 시야가 흐려지고, 세부적인 형태나 색을 인식하는 능력이 감소한다. 이 모든 변화는 눈 하나만의 문제가 아니라 삶의 질 전반에 영향을 미치는 신체적 퇴화다.

60세 이후 흔히 나타나는 눈질환과 증상

노화로 인한 변화는 눈의 구조에만 머무르지 않고 다양한 안질환으로 이어질 수 있다. 특히 다음 질환들은 60세 이후 급격히 유병률이 증가하기 때문에 꾸준한 정기 검진을 통해 예방과 조기 발견이 관리의 핵심이다.

- **원시** : 나이가 들수록 수정체가 단단하게 굳으며 탄력을 잃는데, 이로 인해 가까운 물체에 초점을 맞추기 어려워지는 증상이 나타난다. 가까운 글씨가 흐릿하게 보이고, 팔을 멀리 뻗어야 보이는 현상은 흔한 노화성 원시의 징후다.
- **백내장** : 가장 흔한 노인성 질환이다. 수정체가 혼탁해지면서 시야가 전체적으로 뿌옇게 변하고 색채 구분이 흐려진다. 특히 밝은 빛에 대한 민감도가 높아져 햇빛 아래에서 눈이 부시고 눈을 자주 찡그린다.
- **녹내장** : 시신경이 손상되면서 시야가 점점 좁아지는 질환이다. 말기까지 특별한 자각 증상이 없다가 갑자기 빠르게 진행되기 때문에 '조용한 시력 도둑'이라고 불린다. 정기 검진을 받지 않으면 진단 시기를 놓치기 쉽고, 한번

손상된 시신경은 회복이 어렵기 때문에 조기 발견이 필수다.
- **황반변성** : 중심 시야를 담당하는 황반 부위의 세포가 약해지면서 글자나 사람 얼굴처럼 세밀한 형태를 인식하는 능력이 저하된다. 심할 경우 중심 시야가 완전히 손상되어 시력 상실로 이어질 수 있다. 서서히 진행되기 때문에 증상을 느끼고 병원을 찾으면 이미 상당히 진행된 경우가 많다.
- **안구건조증** : 눈물이 부족하거나 눈물의 질이 나빠져 눈이 뻑뻑하고 이물감이 느껴지는 상태다. 나이가 들수록 눈물샘의 분비 기능이 떨어지기 때문에 흔하게 발생한다. 조명이 강하거나 실내 습도가 낮은 환경에서 더 악화한다.

시력은 잃기 전까지 소중함을 모른다

60세 이후 나타나는 대부분의 변화는 '나이 탓'으로 치부하기 쉽지만, 사실 치료가 가능한 경우도 많다. 문제는 제때 관리하지 않는다는 점이다. 간단한 증상도 관리하지 않으면 급격히 악화해 돌이킬 수 없는 손상을 남길 수 있다. 시력은 한번 잃으면 되돌리기 어렵기 때문에 뒤늦게 후회해도 소용이 없다.

눈도 장기다. 노화에 대응하려면 눈 역시 정기적인 점검과 생활 속 관리가 필수다. 조기 진단, 조기 대응, 생활습관의 조절. 이 세 가지가 시력을 오래 지키는 가장 단순하지만 강력한 방법이다.

눈도 근육이다!
근육이 힘을 잃으면 노안이 온다

우리는 팔, 다리, 어깨처럼 눈도 '근육'이라는 사실을 자주 잊는다. 더 자세히 말하면 눈을 상하좌우로 움직이고 수많은 미세한 동작을 할 수 있는 건 눈 안의 근육과 눈 주위 근육이 수축·이완 작용을 하기 때문이다. 그런데 요즘처럼 하루 종일 가까운 거리만 응시하는 생활 방식은 눈 근육을 비정상적으로 긴장시킨다. 좁은 시야, 반복되는 초점 고정은 눈의 움직임을 제한하고, 눈 근육의 기능을 둔화시킨다. 그 결과 눈의 초점을 맞추는 근육이 약해지면서 물체가 흐릿하게 보인다. 노안이 오는 것이다.

노안의 원인은 제 기능을 하지 못하는 '눈의 근육'에 있다. 그렇다면 먼저 눈의 구조와 눈을 감싸고 있는 근육들에 대해 알아보자.

잘 보이는 눈의 핵심은 눈 근육의 탄력이다

눈의 표면에는 투명한 '각막'이 있고, 그 안쪽에 '수정체'가 있다. 수정체가 카메라 렌즈와 같은 역할을 한다면 더 안쪽에 있는 '망막'은 이미지를 비추는 스크린 역할을 한다.

우리가 주목해야 할 것은 수정체를 에워싸고 있는 눈 안의 작은 근육인 '섬모체근(모양체근)'이다. 이 근육은 '조절근'으로 수축과 이완을 하면서 수정체의 두께를 조절해 초점을 맞추는 역할을 한다.

그런데 눈을 움직이지 않고 가까운 물체를 오랫동안 응시하면 어떻게 될까? 조절근이 수축된 채 고정되고, 이 상태가 지속되면 탄력을 잃고 초점을 맞추는 조절 능력이 떨어져 가까운 거리의 물체가 흐릿하게 보이는 노안이 온다. 즉 노안이 되느냐 안 되느냐는 섬모체근의 근력에 달렸다.

조절근의 초점 전환 메커니즘

눈은 카메라처럼 스스로 초점을 맞추는 능력을 갖고 있다. 이 기능의 중심에 조절근이 있다. 조절근은 수정체의 형태를 바꿔가며 멀리 있는 물체와 가까운 물체를 모두 선명하게 볼 수 있도록 돕는다.

PLUS INFO

눈의 구조

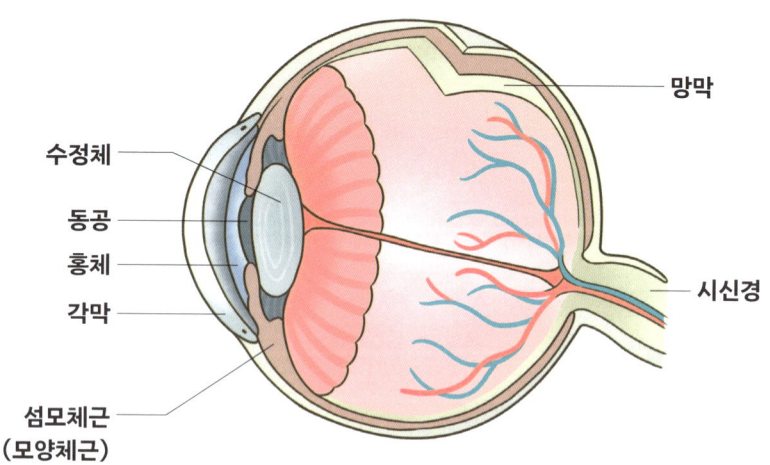

PLUS INFO

조절근의 수축과 이완

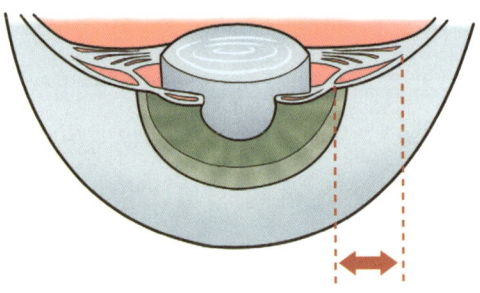

가까운 물체를 볼 때

조절근 수축 → 수정체가 볼록해짐 → 근거리 초점

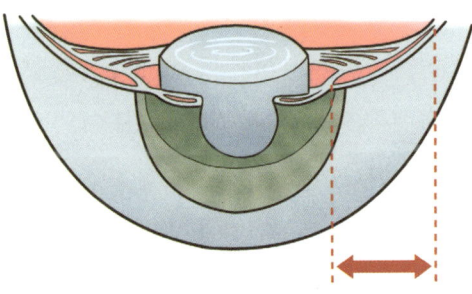

멀리 있는 물체를 볼 때

조절근 이완 → 수정체가 편평해짐 → 원거리 초점

가까운 물체를 볼 때는 조절근이 수축하면서 수정체가 볼록해진다. 반대로 멀리 있는 물체를 볼 때는 조절근이 이완되면서 수정체가 얇아진다. 이 작용을 '조절 반사'라고 부른다. 조절 반사는 단순히 수정체의 변화뿐 아니라 동공의 수축과 양쪽 눈의 수렴 작용까지 동반하는 복합 반응이다. 가까운 대상을 또렷하게 보기 위해 눈 안팎의 여러 요소들이 자동으로 협력하는 고도의 정교한 시스템이다.

하지만 이 기능을 하는 조절근도 근육이라는 점에서 피로, 경직, 노화의 영향을 받는다. 가까운 글씨가 흐릿하게 보이거나 초점이 늦게 맞춰지는 현상은 대부분 조절근의 탄력 저하와 관련이 있다. 따라서 규칙적인 눈 운동과 초점 전환 훈련으로 조절근을 활성화하고 기능을 되살리는 것이 노안을 막는 방법이다.

눈은 정교한
근육 구조물이다

눈은 단순한 시각기관이 아니라 정교한 근육 구조물이다. 6개의 근육이 안구 바깥쪽에서 상하좌우로 붙잡고 있는데, 이 근육들을 총칭해 '외안근'이라고 부른다. 상직근, 하직근, 내직근, 외직근, 상사근, 하사근으로 구성된 외안근은 눈을 다양한 방향으로 움직이게 한다. 근육 각각의 역할은 뒷장의 그림을 참고하자.

안구를 꽉 붙잡고 있는 외안근이 약해지면 어떤 일이 발생할까? 물체의 거리와 위치를 판단하는 데 문제가 생겨 근시, 원시, 난시와 같은 굴절 이상이 나타난다. 초점 전환이 느려져 글자를 읽을 때 시간이 오래 걸린다. 문제는 많은 현대인이 눈을 움직이지 않고 한곳만 오랫동안 볼 때가 많은데, 이럴 경우 외안근이 약해지기 쉽다. 노안을 늦추려면 의식적인 눈 움직임이 필요하다. 움직이지 않는 눈은 눈 주변 근육을 점점 굳게 만들어 결국 시력 유지 기능마저 약화된다.

작지만 강력한 루틴 하나로
눈 근육의 탄력을 되살리자

시력은 단지 '얼마나 잘 보느냐'의 문제가 아니라 '얼마나 유연하게 볼 수 있느냐'의 문제다. 그리고 그 유연성은 눈 근육의 움직임과 탄력성에서 나온다. 조절력을 유지하는 힘, 초점을 부드럽게 전환하는 능력은 나이가 들수록 더 중요해진다.

눈 근육은 무리하게 단련할 필요는 없지만 적절한 루틴으로 꾸준히 관리해야 한다. 하루 단 3분의 눈 스트레칭만으로도 노화 속도를 늦추고 피로를 줄이며 시야를 맑게 유지할 수 있다. 이는 단지 예방이 아니라 회복의 시작이다.

눈은 우리가 평생 써야 할 감각이다. 그 감각을 지키는 방법은 의외로 단순하다. 사용하는 만큼 눈 근육을 풀어주고 긴장한 만큼 이완시켜주는 것이다.

PLUS INFO

눈의 근육 구조

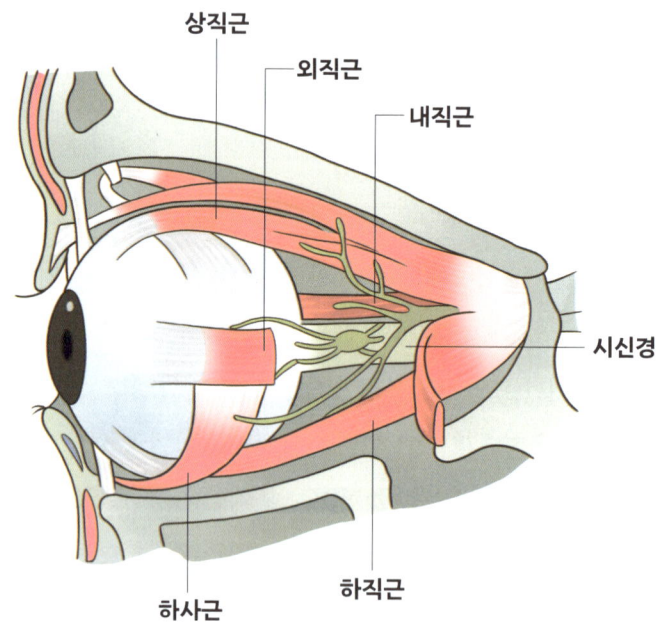

PLUS INFO

외안근과 주요 기능

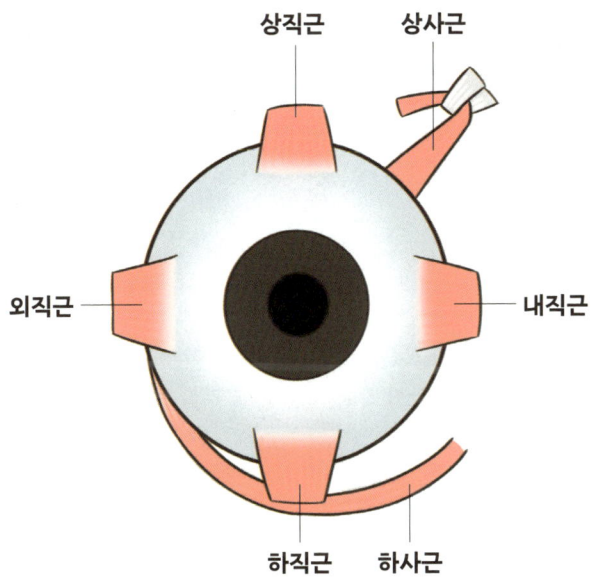

상직근	눈을 위로 올림(상방 주시)
하직근	눈을 아래로 내림(하방 주시)
내직근	눈을 안쪽(코 방향)으로 당김(내전)
외직근	눈을 바깥쪽(귀 방향)으로 당김(외전)
상사근	눈을 아래쪽으로 돌리며 안쪽으로 회전시킴(하내전)
하사근	눈을 위쪽으로 돌리며 바깥쪽으로 회전시킴(상외전)

뇌까지 위협하는 시신경 피로를 막아라

 눈은 외부에 노출된 감각기관이지만, 해부학적으로는 뇌에서 뻗어 나온 연장선으로 간주한다. 실제로 눈과 뇌는 하나의 시스템처럼 작동한다. 두 기관은 '시신경'이라는 고속 통신망으로 긴밀하게 연결되어 있으며, 우리가 보는 모든 시각 정보는 이 경로를 통해 뇌의 시각 피질로 전달된다.
 중요한 것은 '본다'라는 행위가 단지 외부의 상이 맺히는 물리적 작용이 아니라는 점이다. 눈이 정보를 받아들이는 장치라면 뇌는 그 정보를 분류하고 해석하며 의미를 부여하는 중추 역할을 한다. 즉, 진짜 '보는 행위'는 눈이 아니라 뇌에서 완성된다. 그래서 눈을 '작은 뇌'라고 부르는 이유다.

눈으로 보는 게 아니라
뇌로 본다고?

 눈은 단순히 '보는' 기관이 아니라 섬세한 감각을 지닌 '느끼는' 기관이다. 우리가 받아들이는 시각 정보는 시신경을 통해 뇌로 전달되고, 실제로 이미지를 보는 기능은 뇌의 시각 피질이 담당한다.

 시신경은 약 120만 개의 신경 섬유로 구성된 고도로 조직화된 통로다. 이 경로가 과도한 자극으로 손상되면 뇌는 왜곡된 정보를 받아들인다. 그러면 시야가 흐릿해지거나 초점이 쉽게 흐트러진다. 이로 인해 집중력이 떨어지고 판단력도 둔해진다.

 예를 들어 화면을 오래 바라보다가 일상적인 결정을 내릴 경우 평소보다 더 망설이거나 실수를 할 가능성이 크다. 눈이 지치면 단순히 시력이 저하되는 것이 아니라 감정의 기복, 기억력 저하, 스트레스 민감성 증가 등 복합적인 뇌 기능의 저하로 연결된다. 즉 눈의 상태는 우리 몸의 인지 시스템 전체의 컨디션을 가늠하는 지표다.

눈이 피로하면
뇌도 지친다

 최근 발표된 뇌과학 연구에 따르면 디지털 기기를 사용하는 시간이 길어질수록 시신경 피로도가 가파르게 상승한다는 결과가 보고되었

PLUS INFO

눈과 뇌를 연결하는 시신경

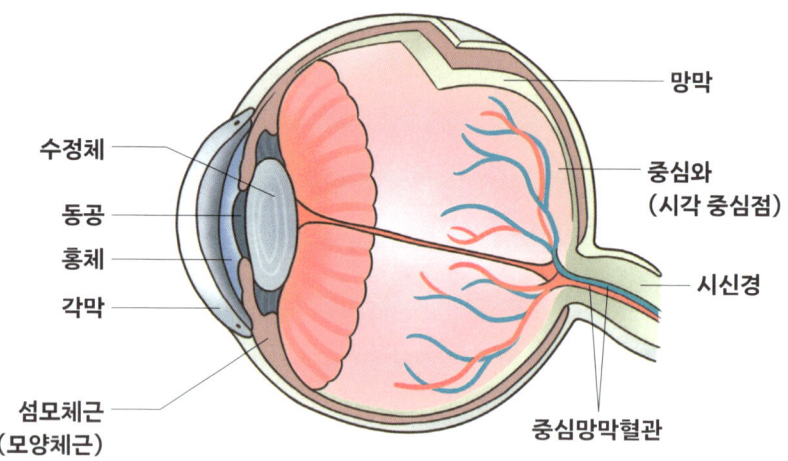

PLUS INFO

시각 경로 구조

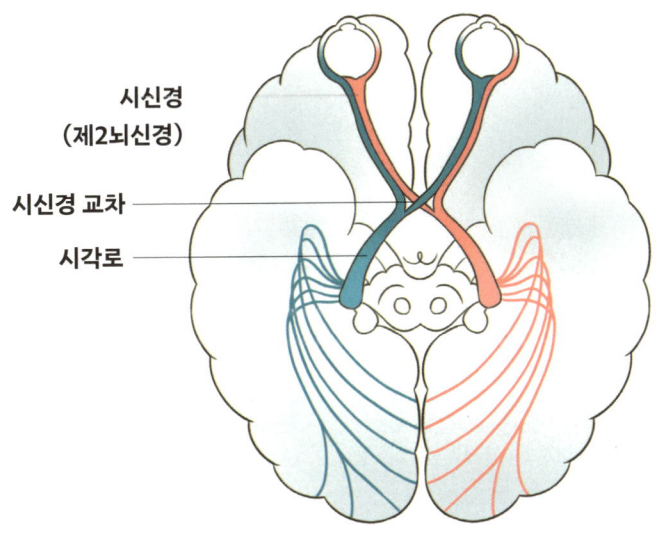

시신경
(제2뇌신경)

시신경 교차

시각로

시신경 (제2뇌신경)	눈에서 뇌로 시각 정보를 전달하는 신경
시신경 교차	좌우 시신경이 일부 교차해 시각 정보가 양쪽 뇌로 분배됨
시각로	시신경 교차 이후 각 반구의 뇌로 시각 정보 전달

다. 눈은 외부의 정보를 받아들이느라 끊임없이 작동하는데, 그에 못지않게 뇌도 정보를 처리하느라 과부하에 시달린다는 얘기다. 특히 스마트폰, 태블릿, 컴퓨터 화면처럼 빛나는 디지털 기기를 가까운 거리에 두고 장시간 집중하면 눈의 조절 근육뿐 아니라 시신경 자체가 극심한 피로 상태에 놓인다. 이렇게 축적된 피로는 시각적 과민 반응, 두통, 수면 장애 나아가 만성적인 정서 불안으로 이어질 수 있다.

화면을 보는 시간은 늘어나는데 눈을 쉬게 하는 시간은 점점 줄어드는 현대인의 생활 방식은 그 자체로 뇌 건강을 위협하는 요인으로 작용한다. 반면 짧은 시간이라도 의도적으로 눈을 쉬게 하거나 먼 곳을 바라보며 초점을 조절하는 습관을 들이면 시신경의 부담을 줄이고 뇌의 에너지 소모를 낮출 수 있다. 눈을 돌보는 것은 단순한 시력 관리가 아니라 감각과 인지, 감정의 균형을 위한 전방위적 뇌 관리의 출발점인 셈이다.

눈 근육을 단련하면
시력을 되찾을 수 있다

눈이 선명한 이미지를 만들어내려면 정교한 초점 조절이 필요하다. 이때 핵심 역할을 하는 것이 바로 섬모체근이다. 카메라의 렌즈 초점을 맞추듯 이 근육은 수정체의 두께를 조절해 멀리 있는 사물과 가까운 사물을 번갈아 볼 때 초점을 빠르게 전환하도록 돕는다. 그런데 이 근육도 사용하지 않으면 금세 경직되고 반응 속도가 느려진다.

눈 근육도
스트레칭이 필요하다

눈의 조절근인 섬모체근은 계속 가까운 곳만 응시하거나 장시간 같은 거리의 물체에 초점을 고정할 경우 쉽게 굳는다. 그러면 초점을 전환하는 능력이 떨어지고 시야의 선명도 역시 흐려진다. 이때 필요한 것이 바로 눈 스트레칭이다. 눈을 의도적으로 상하좌우로 움직이거나 초점을 먼 곳과 가까운 곳으로 번갈아 전환하는 식의 간단한 훈련이다. 멀리 보기, 사선 응시, 원형 회전, 초점 풀기 등의 움직임도 좋다. 이러한 동작은 조절근의 긴장을 풀어주고 다시 수축할 수 있는 힘을 회복하게 돕는다.

이는 우리가 다리나 목, 허리를 스트레칭해서 가동 범위를 회복하는 것과 같은 원리다. 스트레칭을 통해 조절근이 유연해지면 짧은 거리에서도 초점을 정확하게 맞출 수 있고 시야 전환 속도가 빨라진다. 또 눈 깜빡임이 자연스럽게 회복되면서 안구 건조나 피로감이 줄어든다. 결과적으로 이러한 눈 운동은 시력을 유지하고 되찾는 데 매우 효과적이다.

눈 신경을 깨워야 진짜로 보인다

눈은 단순히 보는 기관이 아니다. 우리가 사물을 '인식'하는 것은 눈이 아니라 시신경을 통해 전달된 정보를 뇌가 해석하기 때문이다. 앞에서도 말했듯 눈과 뇌는 시신경이라는 고속 연결망으로 이어져 있는데, 이 회로가 활발하게 작동할수록 시각 정보를 더 정교하게 처리한다.

하지만 이 시각 회로도 사용하지 않으면 점차 무뎌진다. 특히 노화나 과도한 자극, 피로가 누적되면 시신경의 전달 속도와 정확성이 떨어진다. 이는 시력 저하로 이어질 수 있다. 이때 필요한 것이 눈 신경을 자극하고 활성화하는 운동이다.

대표적인 방법은 시각 자극이 포함된 패턴 추적 운동이나 동체 시력 훈련이다. 예를 들어 점이나 선, 도형을 눈으로 따라가는 동작은 단순한 눈 근육 운동을 넘어 시각 정보를 인식하고 처리하는 회로를 직접 자극한다. 이는 뇌의 시각 피질까지 활발히 작동하게 만들어 결과적으로 보는 힘을 더 깊고, 빠르고, 정확하게 만든다.

눈 운동 한 달이면
눈에 띄게 시력이 회복된다

뒤의 그래프는 눈 운동을 8주간 했을 때의 시력 변화 추이를 보여준다. 눈 운동을 시작할 때 두 그룹의 시력은 동일했지만, 눈 운동을 꾸준히 한 그룹은 매주 서서히 시력이 향상됐다. 특히 4주 차부터 변화의 폭이 커지며 8주 차에는 0.6에서 0.83까지 시력이 회복된 사실을 확인할 수 있다. 반면 눈 운동을 하지 않은 그룹은 시력이 정체되거나 오히려 소폭 저하됐다. 조절근의 경직과 피로 누적이 시력에 영향을 준 것으로 해석된다.

눈 운동은 실제로 시각 기능을 회복하는 효과적인 방법이라는 것

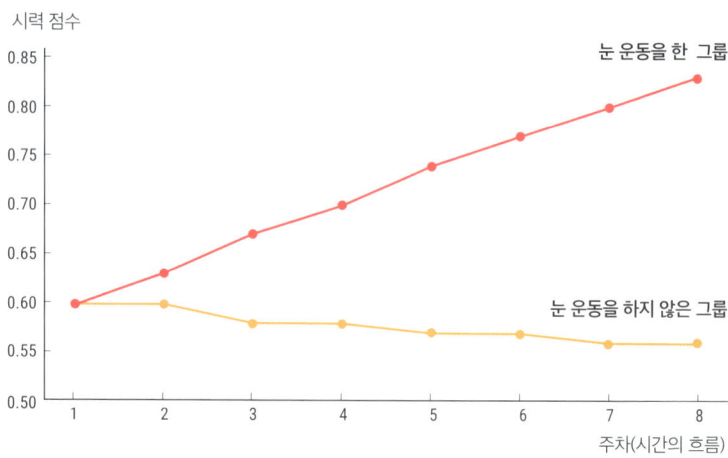

* 운동 시작의 시점의 기준값은 0.6으로, 이는 안과 진단에서 경도 근시 또는 기능성 시력 저하라고 분류되는 경우에 해당한다.

을 그래프를 통해 확인할 수 있다.

눈은 쓰기만 해선 안 된다. 근육인 만큼 수축과 이완의 리듬을 회복해야 오랫동안 건강하게 사용할 수 있다. 따로 많은 시간을 내야 하는 것도 아니다. 일상 속에서 간단한 동작을 수시로 하며 건강한 습관으로 만들면 충분하다.

하루 3분, 3동작만 하면 눈이 좋아진다

운동은 짧고 정확해야 한다. 무엇보다 꾸준히 할 수 있어야 효과를 기대할 수 있다. 일상에서 부담 없이, 틈틈이 반복할 수 있어야 한다. 잠깐의 휴식 시간, 사무실 책상 앞, 버스나 지하철 안, 스마트폰을 내려놓는 바로 그 순간 언제 어디서나 실천할 수 있는 운동 루틴이 필요하다.

눈 운동도 과하면 독이 된다

눈 운동이 시력 유지에 효과적이라는 사실은 잘 알려져 있다. 시각 추적 훈련, 초점 전환 운동, 주변 시야 확장 훈련 등 다양한 방식의 눈 운동이 근육의 유연성과 신경의 민감도를 높여준다는 연구도 많다. 이처럼 눈 운동은 눈 건강을 지키는 데 도움이 되지만, 무작정 오래 한다고 효과가 커지는 것은 아니다. 눈 주변에는 매우 정교한 근육들이 포진해 있고, 이 근육들은 과도하게 자극될 경우 쉽게 피로해진다. 눈 스트레칭을 할 때 오히려 눈이 뻑뻑하고 아프거나 초점이 잘 안 맞는다면 과한 훈련이 원인일 수 있다.

특히 눈 운동의 대표주자라고 할 수 있는 시력 차트 응시나 선 따라가기 훈련은 일정 시간을 넘기면 오히려 눈의 긴장도를 높여 시야가 더 흐릿해지거나 두통을 유발할 수 있다. 시선의 방향을 정밀하게 조정하면서 동시에 초점을 계속 유지해야 하기 때문이다. 섬모체근이 지나치게 긴장하면 오히려 시야가 흐릿해지거나 눈 떨림이 생길 수 있다. 또 눈 깜박임이 줄고 눈물막이 불안정해져 안구건조증이 심해지기도 한다. 모든 운동과 마찬가지로 눈 역시 적절한 운동량이 필요하다.

3가지 운동을 각 1분씩, 하루 3분이면 충분하다

눈은 짧게, 자주, 꾸준히 움직일 때 가장 건강하게 반응한다. 하루에 한 번 길게 운동을 하는 것보다 짧은 시간이라도 매일 규칙적으로 반복하는 것이 훨씬 더 효과적이다. 그래서 제안하는 것이 바로 '3-3 트레이닝' 원칙이다.

한 번에 3동작, 하루 3분만 투자하면 된다. 이 짧은 운동 루틴은 눈의 긴장을 부드럽게 풀어주면서 일상에 부담 없이 녹아들 수 있는 리듬을 만들어준다. 무엇보다 중요한 건 일관성이다. 짧고 간단한 동작을 매일 반복하는 습관이야말로 노안을 늦추는 데 실질적인 차이를 만든다. '무리하지 않는 운동'이야말로 눈 건강의 핵심이라는 사실을 잊지 말자.

3-3 트레이닝 원칙

- **한 번에 3동작** : 초점 전환, 시선 이동, 눈 근육 운동 등 필요에 따라 3가지 동작을 선택한다.
- **하루에 3분만** : 각 동작은 1분씩, 하루 3분이면 충분하다.

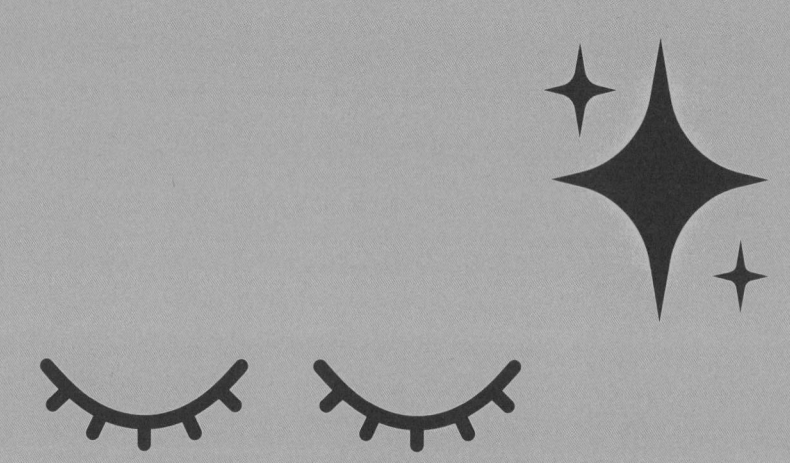

# PART 2

눈이 나빠지면

자세까지 무너진다

몸이 아픈 게
눈 때문이라고?

허리나 어깨에 통증이 생기면 대개 '근육을 너무 무리하게 사용했나?', '자세가 불균형한가?', '오랫동안 같은 자세로 앉아 있었나?' 등을 먼저 의심한다. 실제 많은 통증이 이런 원인으로 생긴다. 하지만 때론 전혀 예상치 못한 곳에서 문제가 출발하기도 한다. 통증이 생긴 부위는 단지 결과일 뿐 원인은 다른 감각기관이나 내부 시스템에서 비롯된 경우가 많다.

대표적인 경우가 바로 눈이다. 눈은 단순히 외부를 보는 창이 아니라 우리 몸의 중심 감각을 조절하는 중요한 신경기관이다. 눈이 뇌에 보내는 정보가 어긋나면 뇌는 시야를 바로잡기 위해 자세나 근육을 비정상적으로 조정한다. 이로 인해 특정 부위에 긴장과 통증이 누적된다. 다시 말해 눈의 미세한 불균형이 전신의 정렬과 균형을 흔드는 결과를 낳는 것이다.

통증을 부르는 눈의 불균형

40대 중반의 직장인 A씨는 수년째 허리 통증에 시달렸다. 진료 기록만 해도 정형외과, 한의원, 도수치료까지 수차례. 하지만 원인을 찾지 못했고, 당연히 치료 효과도 미미했다. 그러던 중 우연히 체형 교정 PT 센터를 방문했고, 그곳에서 자세 촬영과 시선 정렬 검사를 받다가 놀라운 사실을 발견했다. 바로 양쪽 눈의 초점에 약 0.8디옵터 이상의 차이가 있었다. 이로 인해 머리와 상체가 무의식적으로 한쪽으로 기울었고, 그 자세를 버티려는 허리 근육이 비정상적으로 긴장해 통증이 지속되었던 것이다.

눈은 우리 몸의 자세 센서 중 하나다. 시각은 공간 속에서 자신의 위치를 인식하는 주요 정보원이다. 그런데 눈의 좌우 균형이 무너지면 뇌는 이를 보정하려고 근육이나 관절에 부자연스러운 명령을 내린다. 이로 인해 어깨가 들리거나 골반이 돌아가는 등의 체형 변화가 일어난다. 눈이 중심에서 살짝만 틀어져도 몸 전체가 반응한다. 즉 눈은 우리 몸에서 수평계 역할을 한다.

시선이 흔들리면
자세도 흔들린다

갑자기 사물이 흔들려 보이거나 겹쳐 보일 때 대부분의 사람은 '피곤해서 그런가 보다' 하고 대수롭지 않게 넘긴다. 하지만 이런 시선의 흔들림이 오래 지속되면 뇌는 그 시차를 보정하려고 시도하면서 목이나 어깨, 허리 등 다른 부위에 긴장을 유발한다. 특히 컴퓨터 화면처럼 가까운 거리의 사물을 장시간 응시할 때 두 눈의 초점이 완전히 일치하지 않으면 경미한 사시, 조절 장애, 시차 스트레스로 이어지고 그 불균형이 자세에 그대로 영향을 미친다.

눈이 바르게 정렬되지 않으면 고개를 삐딱하게 기울이거나 어깨를 한쪽으로만 사용하는 습관이 생긴다. 이런 작은 어긋남이 계속 축적되면 통증의 원인이 된다. 자세를 아무리 바르게 고정해도 눈의 정렬이 맞지 않으면 뇌는 끊임없이 몸을 재조정하며 불필요한 에너지를 낭비한다.

이러한 생리적 연결은 눈과 내이의 전정기관 그리고 고유감각을 담당하는 신경 시스템이 유기적으로 작동하기 때문에 가능한 일이다. 평형 감각을 관장하는 전정계는 눈에서 들어온 시각 정보와 귀 안쪽의 움직임 감각을 통합해 몸의 균형을 유지한다. 그런데 시각 정보가 틀어지면 전정계는 혼란을 겪고, 그 결과 자세의 불안정성과 근육 피로가 가중된다. 따라서 눈을 바로잡는 일은 단지 시력을 교정하는 것을 넘어 전신의 긴장과 통증을 근본적으로 개선하는 것이다.

눈이 바로 서야 몸도 바로 선다. 몸의 균형을 되찾고 싶다면 허리나 어깨만 살피지 말고, 지금 당장 눈을 정렬하는 습관부터 점검해야 한다.

시야가 흐려지면 움직임이 불안정해진다

우리는 걷고 뛰고 물건을 드는 활동이 주로 근육의 힘에 의해 이루어진다고 생각하기 쉽다. 물론 근육이 큰 역할을 하지만 실제로 인간의 모든 움직임은 감각과 뇌의 협업으로 작동한다. 특히 시각은 우리 몸이 세상과 소통하고 위치를 인식하며, 움직임을 조정하는 데 결정적인 역할을 한다.

눈은 단순히 사물을 인식하는 감각기관이 아니라 움직임에 대한 신뢰를 만드는 정보의 창구다. 시야가 흐려지거나 거리와 깊이를 파악하는 데 문제가 생기면 뇌는 '지금 이 움직임이 안전한가?'라며 불안과 의심을 품는다. 그 순간 몸은 조심 모드로 전환되어 움직임에 제동을 건다. 이는 본능적인 반응이며 동시에 움직임을 위축시키는 출발점이다. 결국 시각의 저하는 단순히 보는 능력의 저하가 아니라 움직임 전반을 지배하는 인지 시스템의 위축으로 이어진다.

시각을 잃으면 몸도 힘을 잃는다

시각은 우리 몸이 균형을 유지하는 데 핵심적인 정보를 제공한다. 몸의 중심을 잡는 역할은 귀의 전정기관이 담당한다. 하지만 실제로 우리가 걷고 방향을 정하며 속도를 조절할 때 움직임의 기준이 되는 것은 시각이다. 즉 시각이 몸의 나침반 역할을 한다.

사람은 보이지 않는 상태가 되면 몸 전체가 위축된다. 시야가 흐려지거나 왜곡되면 보폭은 줄고 걸음이 더디며, 팔과 다리의 협응이 어색해진다. 눈이 보내는 공간에 대한 정보가 줄어들수록 뇌는 스스로 위험을 회피하려 한다. 그에 따라 몸은 더 천천히, 더 작게, 더 조심스럽게 움직인다. 실제로 한 연구에서 65세 이상 노인의 경우 시력이 떨어지면 보행 속도와 하지 근력이 동반 감소하며 낙상의 위험이 커지는 것으로 나타났다. 이는 시력 저하가 단순히 눈만의 문제가 아니라 전신 운동성과 직접 연결된 문제임을 보여주는 사례다.

시각을 잃으면 몸도 힘을 잃는다. 시각은 우리가 주변 환경에 대해 가지는 '운동 자신감'을 지탱하게 한다. 예컨대 어두운 곳에서 갑자기 불이 꺼지면 우리는 바로 걸음을 멈추고 손을 더듬어 주변을 살핀다.

그 짧은 순간에도 뇌는 시각 정보가 차단되었다는 사실만으로 움직임을 제약하는 것이다. 이런 자극과 반응이 만성화되면 어떻게 될까? 시야가 좁아질수록 몸은 자주 멈추고, 근육도 덜 사용된다. 이는 결국 체력 저하와 움직임 붕괴로 이어진다.

시각 저하가 만든 움직임 붕괴

나이가 들면 눈이 나빠지는 건 당연한 일이라고 생각하는 이들이 많다. 하지만 그렇게 쉽게 치부할 일이 아니다. 노년기 시력 저하는 노안이나 백내장을 넘어 움직임 전반에 악영향을 미친다. 실제로 시력이 좋지 않은 노인일수록 보폭을 짧게 하고 시선을 발끝 근처에 고정하는 경향이 강하다. 이러한 행동은 척추를 구부리고 목을 숙이게 만든다. 즉 상체가 앞으로 기울어지는 노인형 자세를 유발한다. 이로 인해 보행 리듬이 무너지고 걸음걸이의 폭이 불규칙해지는데, 이는 낙상 위험을 더욱 높이는 악순환으로 연결된다.

이뿐만이 아니다. 자세가 무너지면 호흡이 얕아지고 내장의 기능도 영향을 받는다. 눈이 나빠지는 것은 단순한 시력 문제를 넘어 신체 전체의 활력을 떨어뜨린다.

반면 시야가 다시 밝아지거나 초점이 정확해지면 몸은 놀랄 정도로 빠르게 반응한다. 눈이 편안해지면 걸음걸이가 안정되고 시선이 자연스럽게 전방을 향하며 상체가 퍼진다. 실제로 백내장 수술이나 시력 교정을 받은 많은 중장년층이 "몸이 가벼워졌다", "다시 걷고 싶은 마음이 생겼다"라고 말한다. 이처럼 눈의 상태는 움직임의 의지, 자신감, 활력에 영향을 끼친다.

시각은 신체 에너지의 안내자다. 시력이 떨어지면 활동성도 함께 떨어지고, 움직임이 줄면 삶의 질도 낮아진다. 따라서 눈을 돌보는 노력은 단지 눈만을 위한 것이 아니라 삶의 리듬을 되살리는 일과 같다.

눈이 나빠지면
다음 순서는 거북목이다

　시야가 흐려지거나 초점이 어긋나는 순간 뇌는 눈으로 들어온 정보를 안정화하기 위해 자세를 수정한다. 말 그대로 잘 보기 위해 몸을 움직이는 것이다. 그때 가장 먼저 바뀌는 것은 머리의 위치다. 초점이 맞지 않으면 사람은 본능적으로 고개를 앞으로 빼며 시야를 보정하려고 한다. 이 보정 자세가 일시적이면 괜찮겠지만, 계속 반복되면 구조적인 변형으로 이어질 수 있다. 바로 일자목의 탄생이다. 머리가 앞으로 빠지기 시작하면 목은 본래의 C자 커브를 잃고 거북목으로 변형된다. 불행하게도 여기서 그치지 않고 어깨 뭉침, 턱관절 통증으로까지 이어지는 연쇄 반응이 나타난다.

잘 안 보이는 순간
몸은 정렬을 잃는다

이러한 현상은 우리가 인식하지 못하는 차원에서 일어난다. 바로 '고유수용감각'과 밀접한 관련이 있다. 고유수용감각은 눈, 귀, 관절, 근육 등에서 전달된 정보를 바탕으로 뇌가 현재 내 몸의 위치를 파악하는 능력이다. 쉽게 말해 눈을 감고도 팔을 위로 드는 것, 넘어지지 않고 걷거나 자세를 조절할 수 있는 것도 모두 이 감각 덕분이다.

그런데 시력이 불안정해지면 고유수용감각 체계에도 혼란이 생긴다. 눈으로 전달되는 정보가 왜곡되면 뇌는 지금 내 몸이 어떻게 배치되어 있는지 기준을 잃는다. 그 결과 몸은 시각에 의존한 자세로 보상 행동을 하게 된다. 머리를 앞으로 내미는 보상 자세는 시각 혼란을 감추기 위한 무의식적 전략이다. 이 상태가 지속되면 어떻게 될까? 목, 어깨, 허리 등 신체 전반의 정렬을 무너뜨리는 근육 기억의 왜곡으로 이어진다.

자세 회복의 출발점은
눈이다

하루 종일 스마트폰이나 컴퓨터 화면을 들여다보는 자세를 떠올려보자. 눈과 화면은 가깝고 시선은 고정되어 있으며, 목은 앞으로 빠지고 어깨는 안으로 말린 채 굳어 있다. 이러한 자세는 단순히 습관이 아니라 눈이 유발한 연쇄 반응의 결과다. 더 큰 문제는 반복된 자세가 근육의 기억으로 굳어진다는 점이다. 한번 길을 잘못 들어선 내비게이션처럼 몸은 자꾸 그 익숙한 경로로 돌아가려 한다.

시력을 교정하거나 회복되지 않은 채 자세를 바로잡으려는 시도는 뿌리가 썩은 나무의 가지를 손질하는 일과 같다. 표면은 일시적으로 정돈할 수 있지만 나무의 중심은 여전히 흔들린다. 정확히 보아야 비로소 곧게 설 수 있다. 몸의 정렬은 눈의 정렬에서 시작되며, 자세 회복의 출발점은 눈의 회복이다.

머리가 한쪽으로 기울었다면 눈 때문이다

 장시간 컴퓨터 작업을 하다가 또는 스마트폰에 정신이 팔려 몇 시간을 들여다보다가 머리가 한쪽으로 기울어진 것을 발견한 적 있는가? 놀랍게도 머리의 비틀어진 자세는 흐릿한 눈 때문인 경우가 많다.
 앞에서도 말했듯 시야가 불편하거나 초점이 어긋나면 뇌는 이를 자동으로 보정하려고 한다. 문제는 눈 자체를 보정하는 게 아니라 머리, 얼굴, 목의 위치를 바꾸는 방식으로 눈의 중심을 맞추려고 시도한다. 즉 눈의 문제는 전신의 자세 변형으로 확대된다.
 사람은 또렷하게 보기 위해 무의식적으로 고개를 기울이고, 기울어진 고개를 고정하기 위해 목과 어깨의 긴장을 유지한다. 이 상태가 반복되면 비대칭적인 자세가 고착화된다.

눈의 수평선이 무너지면
얼굴의 균형도 무너진다

좌우 시력에 차이가 나거나, 사시 혹은 미세한 조절 장애가 있는 사람은 더 잘 보이는 쪽으로 시선을 옮기고, 그에 따라 고개를 돌리거나 기울인다. 처음에는 불편을 해소하기 위한 무의식적 행동이지만, 이것이 반복되면 특정한 '비정상적 두부 자세'로 굳어진다.

고개가 한쪽으로 기울거나 턱이 약간 돌아가 있는 상태로 굳어지면 어떤 일이 발생할까? 시선의 수평선이 뒤틀리고 얼굴의 좌우 균형까지 어긋나기 쉽다. 이는 거울을 봐도 쉽게 알아채지 못할 정도로 서서히 진행된다. 그렇게 굳어진 자세는 시간이 지나면서 점차 얼굴의 비대칭, 어깨 높이의 차이, 척추 중심선의 왜곡 등으로 확장된다.

특히 성장기 어린이나 청소년의 경우 시력 문제를 겪고 있어도 이를 자각하거나 표현하지 못하는 경우가 많다. 자녀가 항상 같은 방향으로 고개를 돌려 TV를 본다든지, 한쪽 어깨가 들린 상태로 책상 앞에 앉는다든지, 글을 읽을 때 고개를 너무 많이 숙이거나 한쪽으로 기울이는 자세를 반복한다면 그냥 지나쳐선 안 된다. 단순한 자세 문제로 넘기지 말고 눈의 중심 정렬을 점검할 필요가 있다. 안과를 찾아 안경 도수가 잘 맞는지, 양쪽 눈의 시력이 비슷한지, 사물이 겹쳐 보이지는 않는지 등을 확인해야 한다. 성장기의 양안 불균형은 불편을 넘어 안면 구조와 체형 전반에 부정적인 영향을 줄 수 있기 때문이다.

머리를 제자리로 되돌리기 전에
시선 정렬부터

눈이 틀어지면 머리도 함께 틀어진다. 머리가 비뚤어지면 목이 따라가고, 어깨의 균형이 무너진다. 당연히 척추 전체의 중심축도 뒤틀린다. 눈에서 시작된 미세한 비대칭은 시간이 지날수록 단단히 몸에 고정되기 때문에 성인이 된 뒤에는 교정하기가 더욱 어렵다. 실제로 많은 성인이 한쪽 어깨가 올라가 있거나 척추측만을 지닌 채 살아간다. 하지만 그 원인을 시력이나 시선 정렬에서 찾는 경우는 드물다.

요즘은 특히 스마트폰이나 컴퓨터 모니터를 가까이에서 오래 보는 생활습관의 영향으로 양쪽 눈의 협응력이 떨어지거나 시선 정렬이 무너진 경우가 많다. 이로 인해 고개를 약간 숙이거나 틀어 고정한 채 장시간 보내는 자세가 습관처럼 굳어진다. 그런데 그 원인을 책상, 의자, 자세에서만 찾는다면 본질을 놓치는 것이다. 진짜 원인은 눈의 문제이기 때문이다. 몸은 눈을 따라 움직인다. 따라서 눈이 중심을 잃으면 몸도 중심을 잃는다.

머리가 한쪽으로 기울어진 게 느껴진다면 거울 앞에서 머리 위치만 점검할 것이 아니라 눈의 정렬 상태, 양쪽 시력 차이, 시야의 또렷함부터 살펴야 한다. 눈은 보는 기관이자 몸의 정렬을 지시하는 기준점이다. 눈이 바로 서야 고개도 척추도 바로 설 수 있다.

노안이 오면
집중력도 떨어진다

"글자를 읽고 쓰기가 힘들어서 독서는 엄두도 못 내요."

"집중력이 많이 떨어졌어요. 그래서인지 책을 읽는 속도가 아주 느려졌어요."

"노안이 온 후부터 책이나 신문을 읽을 때마다 두통이 심하게 와서 집중을 할 수가 없어요."

시력 저하가 집중력과 인지 기능에 큰 영향을 미친다는 사실을 아는가? 노안이 오면서 책을 10분 이상 읽기가 힘들다고 하소연하는 이들이 많다. 눈의 초점 조절 능력이 떨어지면 뇌는 시각 정보를 처리하는 데 더 많은 에너지를 쓰게 된다. 그러면 전반적으로 주의 집중력이 저하될 수밖에 없다. 결국 노안은 시각적 불편뿐 아니라 일상생활에서 정신적 피로와 집중력 감소를 일으키는 원인으로 작용한다.

시력 저하가
집중력에 미치는 영향

노안이 진행되면 눈은 가까운 거리의 물체에 초점을 맞추기 위해 많은 에너지를 쓴다. 이 과정에서 수정체와 눈 주변 근육이 약해지고 초점 전환 속도가 느려지며 시야가 흐려지는 현상이 발생한다. 뇌는 이러한 불완전한 시각 정보를 보정하려 애쓰는데, 이때 시각 피질과 관련된 뇌 영역에서 활성화가 과도하게 나타난다. 결과적으로 뇌는 시각 정보를 처리하는 데 에너지를 집중하느라 다른 인지 기능에 쓸 자원이 부족해지고, 이는 곧 집중력 저하로 이어진다.

시력이 떨어지면 인지 능력 역시 저하된다. 사물을 명확하게 인지하지 못해 반복적으로 시선을 조절하거나 초점을 재조정하는 행동이 일어난다. 이러한 시각적 불편은 일하거나 책을 읽을 때 방해 요소로 작용한다. 눈이 쉽게 피로해지고 두통이 생기며 산만해지는 원인이 된다. 노안으로 인한 시각 피로가 누적될수록 작업 효율성은 떨어지고 정신적 피로와 스트레스가 증가해 집중력을 더 떨어뜨리는 악순환에 빠지기 쉽다.

눈과 뇌를 동시에
살리는 노력이 필요하다

 노안은 뇌 기능과 직결되므로 이를 극복하려면 눈 건강과 함께 뇌의 피로 회복, 집중력 강화에 관심을 기울여야 한다. 올바른 눈 운동과 적절한 휴식은 시각 피로를 줄이고, 뇌의 부담을 완화하는 데 효과적이다. 또 노안 보조기구나 적절한 안경 착용은 시력 저하로 인한 시각적 부담을 줄여 뇌가 집중하는 데 필요한 에너지를 더 잘 쓸 수 있게 도와준다.

 더불어 규칙적인 생활습관과 스트레스 관리, 충분한 수면도 집중력 회복에 필수적이다. 노안 증상을 방치하지 않고 조기에 관리하는 것이 정신적 피로와 집중력 저하를 예방하는 지름길이다. 눈과 뇌의 건강을 함께 챙기는 통합적 노력이야말로 노안으로 인한 집중력 저하 문제를 효과적으로 해결할 수 있는 방법이다.

노안이
난독증까지 부른다

'읽는다'라는 것은 단순히 글자를 보는 행위가 아니다. 그 이상의 복잡한 인지 작용이다. 눈으로 문자를 인식하고, 시선이 왼쪽에서 오른쪽으로 규칙적으로 움직이며 줄을 따라가고, 동시에 뇌에서는 그 문자들을 해석하고 의미를 조합한다. 이 일련의 과정은 몇 초 만에 이루어지지만, 그 짧은 시간 안에 눈의 초점 조절, 움직임 추적, 공간 인식, 정보 처리 같은 다양한 기능이 유기적으로 작동한다. 이때 가장 먼저 작동하는 기관이 바로 '눈'이다. 눈의 움직임이 매끄럽지 못하거나, 초점을 정확하게 맞추지 못하거나, 양쪽 눈의 협응이 어긋나면 글자를 읽는 것 자체가 어렵다. 다시 말해 노안이 오면 책을 읽는 행위가 굉장히 힘들어진다.

난독처럼 보이지만
사실은 시기능 문제

　노안이 찾아오면 대부분 정상적인 독서가 어렵다. 그래서일까. 난독증을 호소하며 큰 글자책을 찾는 고령자들이 많아지고 있다. 난독증은 글자를 읽고 이해하는 데 어려움을 겪는 학습장애의 일종으로, 40~50대의 난독증은 질병보다 대개 시력 저하와 시기능의 이상이 원인인 경우가 많다.

　시력의 문제는 단지 '잘 보이는가'의 문제가 아니다. 눈이 글자에 초점을 빠르게 맞추지 못하거나, 줄과 줄 사이에서 시선을 안정적으로 이동시키지 못하면 글을 읽기가 불편해진다. 그러면 자연스럽게 읽는 속도도, 인지 능력도 떨어진다. 특히 시각 추적 능력이 떨어지거나 양쪽 눈의 협응력에 문제가 있을 경우 글자가 겹쳐 보이거나 움직이는 것처럼 보일 수 있다. 그러면 줄을 건너뛰며 읽거나, 같은 줄을 반복해서 읽거나, 읽고 있던 줄을 잃고 헤매는 경우가 많다. 이런 상황에 닥치면 대부분 '혹시 건망증인가? 아니면 벌써 치매?'라며 건강상의 문제를 떠올린다. 혹 아이가 이런 상황을 겪는다면 아이는 좌절감을 느끼게 되고, 이는 학습 기피와 자존감 하락으로 이어질 수 있다.

　실제로 난독증 진단을 받은 일부 어린이 중에는 지능과 언어 능력이 정상임에도 시기능에 이상이 있는 사례가 꽤 있다. 미국의 한 연구에 따르면, 시기능 트레이닝을 받은 난독증 아동 중 일부는 수개월 만에 독서 능력이 또래 수준으로 회복되었고, 읽기에 대한 자신감을 되찾았다. 즉, 모든 난독증이 뇌의 문제에서 비롯된 것은 아니며 눈의 움직임만 바로잡아도 인지적 부담을 크게 줄일 수 있다는 뜻이다.

읽기 능력, 뇌보다 눈이 먼저 결정한다

갑자기 책을 읽는 속도가 현저히 떨어지고 단어 한두 개를 건너뛰며 읽고 있다면, 예전보다 이해력이 떨어진 게 확연하게 느껴진다면 반드시 눈의 기능을 점검해봐야 한다. 문장을 따라가지 못하거나, 책을 읽을 때 고개를 기울이거나, 한 단어나 한 문장을 반복해서 읽는다면 이는 눈의 움직임이 비정상적으로 작동하고 있다는 신호다. 이 시기에 눈 건강을 놓쳐 침침한 상태로 노년기를 보내야 한다면 일상생활에 어려움을 겪을 뿐 아니라 삶에 대한 의욕이 꺾일 수 있다.

읽기의 출발은 뇌가 아니라 눈의 안정성이다. 읽기의 뿌리는 시각 정보의 처리 속도와 안정성에 있고, 이는 눈의 훈련을 통해 키울 수 있다. 나이가 들수록 점점 글자를 피하거나 책을 멀리한다면 그건 단순히 습관 문제가 아니라 눈 문제로 인한 '읽기의 어려움'일 수 있다. 이때 필요한 것은 눈의 문제를 리셋하고 움직임을 회복시킬 수 있는 적절한 트레이닝이다.

흐릿해진 눈은
낙상 위험을 높인다

나이가 들수록 걸을 때 중심을 잃거나 넘어지는 일이 잦아진다. 흔히 다리의 힘이 약해지거나 균형 감각이 떨어졌기 때문이라고 생각하지만, 실제로는 그보다 눈의 기능이 저하되었기 때문인 경우가 많다. 시각은 우리가 움직이는 방향과 속도를 결정짓는 가장 핵심적인 감각이다. 이 감각이 무너지면 낙상의 위험이 급격히 커진다.

**낙상은 근육보다
눈에서 먼저 시작된다**

시야가 흐려지고 사물의 거리나 깊이를 제대로 인식하지 못하면 평

범한 환경도 위험 지역으로 바뀐다. 계단의 첫 단, 바닥의 전선, 낮은 문턱처럼 눈에 잘 띄지 않는 요소들이 중심 감각을 무너뜨릴 수 있다. 이때 뇌는 공간 정보를 제대로 해석하지 못해 발을 내딛는 타이밍이 어긋나면서 넘어지게 된다.

시야가 좁아지고 시선이 흔들릴수록 몸의 균형도 함께 흔들린다. 영화 〈슈퍼맨〉의 주연 배우 크리스토퍼 리브는 승마 사고로 하반신 마비를 입기 전, 시각 반응의 속도 저하로 평형 감각이 약해졌다고 한다. 이 때문에 예기치 않은 지면 변화나 장애물에 반응하지 못했고 결국 낙상으로 이어졌다.

바이든 전 미국 대통령은 졸업식 무대에서 모래주머니를 인지하지 못해 넘어진 적이 있다. 이 장면은 세계적으로 화제가 되기도 했다. 전문가들은 고령자에게 흔히 나타나는 시야 협소화나 거리 인지력 저하가 낙상으로 이어질 수 있다고 분석한다. 당시 바이든 전 대통령은 정기적인 시력 검진과 보조안경 사용 등 낙상 예방 조치를 취했음에도 불구하고 넘어진 것으로 전해졌다.

계단보다 무서운 건
흐려진 눈

시력은 단지 글자를 읽는 데 필요한 것이 아니다. 공간을 탐색하고 위험을 피하는 데 꼭 필요한 생존 감각이다. 시야가 흐릿하거나 사물의 모양이 왜곡되면 평형 감각은 큰 혼란을 겪는다. 특히 황반변성이나 백내장 같은 질환은 중심 시야에 손상을 주기 때문에 실제보다 계단이 낮아 보이거나 바닥이 울퉁불퉁하게 인식되는 착시를 일으킨다. 실제로 시야 손실을 겪고 있는 노인의 낙상 위험은 일반인의 두 배 이상이라는 연구 결과가 있다.

무엇보다 문제는 낙상이 단순한 외상으로 끝나지 않는다는 점이다. 고관절 골절이나 뇌출혈로 이어질 경우 회복 기간이 길고 일상 복귀도 어렵다. 낙상 이후 휠체어에 의존하거나 장기 입원에 들어가는 사례도 흔하다. 이는 단순히 신체의 문제를 넘어 정서적 위축, 자존감 저하, 사회적 고립으로까지 연결된다. 눈의 기능 저하가 삶 전체에 영향을 미치는 셈이다.

넘어지기 쉬운 몸에서
벗어나는 법

특히 고령인이라면 낙상 예방을 위한 환경 개선이 매우 중요하다. 실내의 문턱을 없애고 조명을 밝게 하며 미끄럼 방지 매트를 까는 등 안전장치가 필수다. 그러나 그보다 먼저 해야 할 일은 눈이 건강한지 점검하는 일이다. 아무리 조심해도 보이지 않는 위험은 피할 수 없다. 노안을 노화의 일부로 여겨 방치하면 시력 저하는 판단력·반응 속도·균형 감각의 전반적인 둔화를 불러온다. 결국 '넘어지기 쉬운 몸'으로 바뀌는 것이다.

정기적인 시력 검사, 조절력 테스트, 시야 범위 점검 등 기본적인 시각 관리만으로도 낙상의 위험을 크게 줄일 수 있다. 눈이 또렷하게 세상을 인식할 수 있어야 사람은 자신감 있게 걷고 독립적인 일상을 유지할 수 있다. 낙상은 한순간의 사고지만 그 후유증은 평생 간다. 노화가 시작되었다고 느낀다면 가장 먼저 점검해야 할 곳은 다리가 아니라 눈이다.

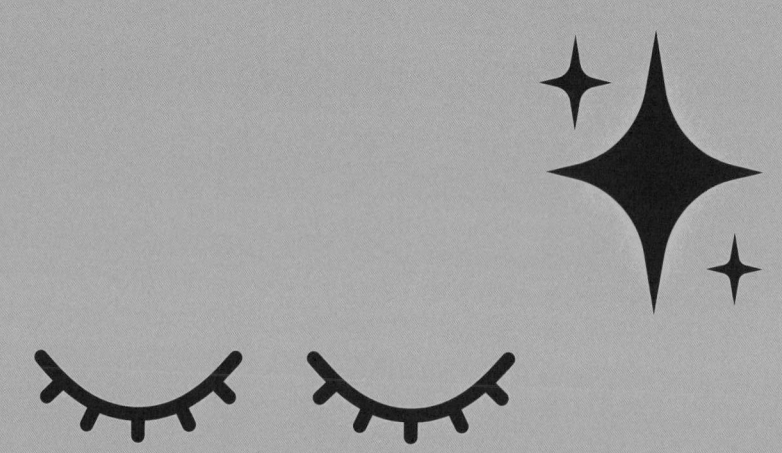

# PART 3

하루하루 눈이 젊어지는

생활 속 눈 관리법

눈은 나이보다
습관에 먼저 반응한다

　노안은 40대 이후 찾아오는 자연스러운 변화로 알려져 있지만, 실제로는 그보다 훨씬 이른 시점부터 눈의 기능 저하가 시작된다. 특히 수정체의 탄력성과 초점 조절력은 20대 후반부터 서서히 감소하기 시작하며, 이는 노안의 초기 징후로 볼 수 있다. 문제는 이 자연스러운 노화 과정에 눈을 괴롭히는 습관이 더해질 경우 노안은 더 빨리, 더 심하게 나타날 수 있다는 점이다.

　눈은 폐나 간처럼 시간이 흐른 뒤에 천천히 반응하는 기관이 아니다. 오히려 우리 몸에서 가장 민감하게 '지금 이 순간의 생활습관'에 반응하는 장기다. 나이가 어리다고 해서 무조건 건강한 눈을 가졌다고 말할 수 없는 이유도 여기에 있다. 지금 우리가 반복하는 작은 행동 하나하나가 눈에 피로를 누적시키고, 눈물막을 깨뜨리고, 초점 전환 능력을 떨어뜨리는 방향으로 작용한다. 따라서 눈이 나빠졌을 때 대처하기보다 나빠지기 전에 눈에 도움이 되는 루틴을 만드는 것이 훨씬 더 효과적이며 눈 건강을 오래 유지할 수 있다.

눈을 가속노화로 이끄는 해로운 습관

평소 무의식적으로 눈의 기능을 빠르게 저하시키는 행동을 하고 있진 않은가? 아래는 눈 건강을 해치고 노안을 부르는 대표적인 일상 속 나쁜 습관들이다. 이 중 몇 가지라도 습관처럼 반복하고 있다면 지금이 바로 루틴을 점검하고 리셋해야 할 시점이다.

- **습관적으로 눈을 비빈다** : 눈가는 피부가 얇고 민감하기 때문에 자주 비비면 마찰에 의해 눈 표면에 미세한 상처가 날 수 있으며, 각막염이나 결막염 위험을 높인다.
- **콘택트렌즈를 오래 착용하거나 착용한 채 잠든다** : 산소 공급 부족으로 각막이 약해지고 염증 유발 가능성이 커진다.
- **선글라스 없이 장시간 야외 활동을 한다** : 자외선은 수정체부터 망막까지 손상시키고 백내장 위험을 높인다.
- **모니터를 눈보다 높게 설치한다** : 눈을 과도하게 뜨게 되어 안구건조증을 유

발하고 눈 주위의 근육이 긴장된다.

- **화면을 너무 가까이에서 오래 응시한다** : 섬모체근의 과도한 긴장이 축적되어 초점 조절 장애를 유발한다.
- **화면 밝기를 자동 조절 없이 계속 밝게 유지한다** : 블루라이트 노출이 증가해 망막 자극과 수면 장애를 유발한다.
- **대상을 응시할 때 눈을 자주 깜빡이지 않는다** : 눈물막이 증발해 안구 표면이 손상되기 쉽다.
- **어두운 방에서 밝은 화면을 본다** : 밝기 대비로 인해 동공이 반복해서 확장·수축되며 피로가 증가한다.
- **잠들기 직전까지 침대에서 스마트폰을 본다** : 시각 자극이 뇌를 각성시키고 눈의 회복 시간을 방해한다.

이러한 습관은 일주일에 한두 번이 아니라 매일 반복되기 때문에 눈의 구조적 변화와 시력 저하에 실질적인 영향을 미친다.

눈은 복구보다
예방이 잘 맞는 장기다

눈의 노화는 단순히 시간의 흐름 때문만은 아니다. 자극에 대한 회복 탄력성이 떨어지고 눈물막과 각막, 망막의 항상성이 깨지면 눈의 기능은 점점 저하될 수밖에 없다. 예컨대 초점 조절을 담당하는 섬모체근이 지속적으로 긴장 상태에 놓이면 피로가 누적되어 실제 노안과 유사한 증상이 나타날 수 있다.

중요한 것은 이러한 증상들이 갑자기 나타나지 않는다는 점이다. 눈은 상태가 나빠지고 나서 되돌리는 것이 아니라 나빠지지 않게 지키는 것이 핵심이다. 눈은 복구보다 예방에 더 적합한 장기다. 오늘의 습관이 내일의 시력을 결정한다. 바로 지금이 나이보다 습관에 먼저 반응하는 눈을 위해 건강한 루틴을 시작해야 할 때다.

눈은 꾸준한 보살핌을 좋아한다. 먹는 것, 마시는 것, 쉬는 방식 하나하나가 시력을 만든다. 건강한 루틴은 눈을 맑게 하고 삶을 가볍게 만든다. 수술 없이도, 돈을 들이지 않아도 눈은 충분히 좋아질 수 있다. 중요한 건 매일의 사소한 선택이다.

TIP

'아이 디톡스 Eye Detox' 시간을 갖자!

눈은 '쓰는 시간'보다 '쉬는 시간'을 정해두는 것이 더 중요하다. 하루에 한 번, 규칙적으로 운동할 수 있는 시간을 정해 '아이 디톡스' 시간 알람을 설정해보자. 알람이 울리면 스마트폰과 모니터에서 눈을 떼고 3분 동안 눈 근육 운동을 실행한다. 꼭 운동이 아니어도 좋다. 눈이 쉴 수 있는 시간을 갖으면 된다. 노안 예방의 핵심은 날마다 꾸준히 눈이 회복하는 시간을 확보하는 것이다.

당신이 먹은 것이
당신의 시력이 된다

눈 건강을 위해 가장 먼저 바꿔야 할 것은 식습관이다. 많은 사람들은 시력을 지키려면 '눈을 덜 쓰는 것'이 해답이라고 생각하지만, 눈은 그 자체로 활발한 대사 활동을 하는 조직이다. 책을 읽지 않아도 화면을 보지 않아도 우리는 깨어 있는 순간 내내 끊임없이 시각 정보를 받아들이고 처리한다. 이 과정에서 눈은 많은 양의 에너지와 영양소를 소모하고 동시에 외부 자극으로부터 자신을 보호한다. 그런데 적절한 영양을 지속적으로 공급받지 못하면 눈은 쉽게 피로해지고 점점 기능을 잃는다. 즉, 눈은 쓰지 않는 것으로 보호하는 게 아니라 잘 먹어서 지켜야 하는 장기다.

특히 루테인, 지아잔틴, 오메가3, 비타민A·C·E, 아연 같은 영양소는 눈의 구조를 구성하고 활성산소로부터 망막과 시신경을 보호하는 데 핵심적인 역할을 한다. 이들은 단순한 건강 보조 요소가 아니라 시력 유지의 필수 자원이다.

잘 보이는 눈은 건강한 식탁 위에서 만들어진다. 보는 힘을 지키고 싶다면 지금 눈앞에 있는 음식부터 다시 점검하자. 무엇을 먹는지가 결국 무엇을 얼마나 오래, 얼마나 선명하게 볼지를 결정짓는다.

눈 건강,
약보다 식단이 먼저다

루테인과 지아잔틴은 망막 중심부인 황반에 고농도로 존재하는 색소로, 자외선과 블루라이트 등 유해 광선으로부터 망막을 물리적으로 보호하는 역할을 한다. 이 색소는 외부에서 반드시 섭취해야 하는데 시금치나 케일, 브로콜리 같은 녹황색 채소뿐 아니라 달걀노른자에 풍부하게 들어 있다. 꾸준히 섭취하면 황반변성이나 시력 저하 같은 눈질환의 진행을 늦추는 데 효과가 있다. 최근 연구에서는 루테인과 지아잔틴이 노년층뿐 아니라 스마트폰과 모니터 사용이 많은 젊은 층에도 도움이 된다는 결과가 보고되고 있다.

또 오메가3 지방산은 망막 세포막의 유연성을 유지하는 데 핵심적인 역할을 하며, 눈물막을 안정화시켜 안구 건조를 예방한다. 연어나 고등어, 정어리 같은 등푸른생선이 좋은 공급원이다. 하지만 매일 식탁에 올리기 어려운 식재료이므로 대신 보충제라도 일부러 챙겨 먹을 필요가 있다.

비타민A는 야맹증을 예방하고 각막을 보호하며, 비타민C와 E는 항산화 작용을 통해 눈 속 세포의 산화를 막아 시력 저하를 늦춘다. 아연은 비타민A의 흡수를 도와 시각 신호 전달을 위한 효소를 활성화한다. 이 성분들은 보충제보다 음식으로 섭취할 때 체내 흡수율이 훨씬 높으며 눈뿐 아니라 면역력과 혈관 건강에도 긍정적인 영향을 준다.

시력은 식탁에서 만들어진다

우리는 눈을 쉬게 하려고 애쓰지만, 눈을 건강하게 유지하기 위한 영양 공급에는 소홀하기 쉽다. 그러나 시력은 단지 시선을 어디에 두느냐보다 매일 어떤 음식을 먹는지가 훨씬 더 근본적인 영향을 미친다. 눈은 인체에서 가장 예민한 기관인 동시에 매우 많은 산소와 영양을 요구하는 기관 중 하나다. 따라서 눈을 건강하게 지키려면 눈 운동이나 휴식만큼 식탁 위에 차려지는 음식의 색깔과 영양에 주의를 기울여야 한다.

건강한 눈은 특별한 약이나 치료가 아니라 매일 반복되는 식사에서 시작된다. 오늘 하루의 시력이 결국 어제의 식탁 위에서 만들어졌다는 사실을 잊지 말자.

출근길에 딱 좋은,
맑은 눈 하루 너트

아침 출근길에 챙긴 견과류 한 줌이 눈 건강을 지키는 가장 간단하면서 강력한 루틴이 될 수 있다. 아침은 늘 정신없이 바빠 먹는 것을 챙기기 힘든 시간이지만, 이 짧은 순간 손에 집히는 한 줌의 선택이 시야를 좌우한다. 호두, 아몬드, 해바라기씨, 헤이즐넛 같은 견과류는 단순한 간식이 아니라 눈을 보호하는 강력한 항산화 영양소의 보고다. 견과류에는 오메가3, 비타민E, 셀레늄 등이 풍부하게 포함되어 있는데 이 영양소들은 눈의 망막과 황반을 보호하고 눈물막을 안정시켜 안구건조증을 줄이는 데 효과적이다. 눈을 많이 쓰는 현대인이라면 이것만은 꼭 기억하자. 약보다 건강한 식습관이 눈을 지킬 수 있는 더 큰 방패다.

눈의 세포를 지키는 가장 간단한 방법

견과류는 작지만 밀도 높은 영양이 담긴 식재료다. 최근에는 하루 분량으로 개별 포장된 너트 제품이 다양하게 판매되고 있어 진입 장벽도 낮아졌다. 매일 일정량을 챙겨 먹는 것만으로도 눈이 건조해지는 것을 막고 시야를 환하게 유지할 수 있다. 식사는 건너뛰어도 견과류 한 줌은 챙기자는 마음가짐이 눈 건강에 큰 차이를 만든다. 단, 시중에서 쉽게 구할 수 있는 조미 견과류는 소금이나 설탕, 식용유 등이 가미되어 있어 오히려 염증 반응을 유발할 수 있다. 눈을 생각한다면 무염·무가공 제품을 선택하는 것이 좋다.

- **호두 : 오메가3 지방산 풍부**

  망막 세포막 구성에 필수적이다. 안구 건조 및 피로 완화에 도움이 된다. 항염 효과가 있어 장시간 모니터를 사용하는 사람에게 추천한다.

- **아몬드 : 비타민E 풍부**

  활성산소로부터 눈 세포를 보호하고, 시세포 손상을 늦춘다. 황반변성뿐 아니라 노화를 예방하는 효과가 있다.

- **브라질너트 : 셀레늄 풍부**

  비타민E와 함께 항산화 작용을 강화한다. 망막의 산화 스트레스를 줄이는 데 효과적이다. 하루 한 알이면 충분한 효과를 기대할 수 있다.

- **캐슈너트 : 아연 풍부**

망막 기능을 유지하고 시력을 보호한다. 눈의 면역력을 높이고 회복을 도와준다. 근거리 작업을 많이 하는 사람에게 유익하다.

- **피스타치오 : 루테인과 지아잔틴 함유**

눈 안에서 자외선 차단막 역할을 해 황반을 보호하고 청색광 손상을 줄여준다. 야외 활동이 많거나 스마트폰 사용이 잦은 사람에게 좋다.

견과류를 꾸준히 섭취하면 눈의 컨디션에 뚜렷한 변화가 나타난다. 바쁜 아침 시간에 손에 쥔 견과류 한 줌이 시야를 맑게 하고 눈의 피로를 덜어준다. 매일 반복하는 소소한 습관이 결국 시력의 질을 결정짓는 가장 힘이 센 루틴이다.

뻑뻑하고 묵직한 눈이 탁 트이는 차와 음료

오후가 되면 눈꺼풀이 무거워지고 눈이 뻑뻑하거나 초점이 흐려지는 경험을 많은 이들이 한다. 아침에는 또렷했던 시야가 점점 탁해지고 모니터 화면의 글씨가 잘 안 보일 정도로 눈에 피로가 몰려온다. 특히 업무 집중도가 떨어지는 시간대와 이러한 증상들이 겹치면 단순히 '졸리다'라는 느낌으로 넘기기 쉽다. 하지만 이때야말로 눈의 피로 회복에 신경 써야 할 순간이다.

카페인 대신
허브차와 천연 즙

많은 사람들이 진한 커피 한 잔으로 졸음을 떨쳐내려 한다. 하지만 커피 같은 카페인 음료는 일시적인 각성은 줄 수 있어도 눈의 피로 자체를 풀어주지는 못한다. 오히려 카페인의 이뇨 작용으로 인해 체내 수분을 뺏겨 눈이 더 건조해질 가능성이 높다.

눈 피로도가 높을 때는 눈을 진정시키고 시야를 회복시키는 음료가 훨씬 효과적이다. 카페인은 적고 루테인이나 안토시아닌 같은 항산화 성분이 풍부한 허브차와 천연 즙이 좋은 선택지다.

- **국화차 & 결명자차** : 전통적으로 눈의 열감을 가라앉히고 피로를 완화하는 효과가 있다. 또 안구건조증과 충혈된 눈을 개선하는 데 도움을 준다.
- **마리골드차** : 루테인과 지아잔틴이 풍부해 황반을 보호하고 블루라이트로부터 망막의 손상을 줄여준다.
- **루이보스차** : 아스팔라틴과 노토파긴 성분이 눈의 노화를 늦추고, 눈의 피로를 줄여준다. 카페인 성분이 없어 커피 대신 마시기 좋다.
- **블루베리즙** : 항산화 성분인 안토시아닌이 망막의 혈류를 촉진하고 눈의 피로를 회복시킨다.
- **당근사과즙** : 베타카로틴과 비타민C가 함께 작용해 항산화 보호와 시력 유지에 도움을 준다.

녹차 : 항산화 작용을 하는 카테킨 성분이 많이 함유되어 있어 눈의 혈액순환을 촉진하고, 백내장과 황반변성을 예방해준다. 하지만 카페인이 포함되어 있어 오후 늦게 마시면 오히려 눈과 몸의 긴장을 높일 수 있다.

색이 진하고
당이 적은 음료가 좋다

'당이 적고 색이 진한 음료가 눈에 좋다'라는 말은 눈이 가장 지치는 오후 시간대에 특히 유효하다. 눈 건강에 좋은 음료는 단순히 갈증 해소를 넘어 눈 안의 세포를 보호하고 회복을 돕는 성분들이 들어 있는 경우가 많다. 어떤 음료를 선택하느냐에 따라 눈의 피로 회복 속도와 질이 달라진다.

눈에 좋은 음료를 고를 때는 카페인 함량보다 색감, 당도, 항산화 성분을 기준으로 삼는 것이 바람직하다. 당분이 지나치게 많은 음료는 눈에 좋지 않다. 달지 않고 진한 색의 음료가 눈에 이롭다는 사실을 기억하자.

눈의 피로를 풀어주는
작은 습관

　무언가에 집중하거나 업무 중간에 고개를 잠시 들고 진한 색감의 허브차 한 잔을 마시는 것은 단순한 휴식이 아니라 눈을 시원하게 하는 루틴의 전환점이 될 수 있다. 한 모금의 차가 눈에 가중된 자극을 완화하고 머릿속의 혼탁한 피로감까지 덜어주는 것을 직접 경험해보자. 매일 같은 시간, 눈을 위해 차 한 잔을 마시는 습관은 생각보다 더 강력하게 시력을 지켜준다. 눈을 위한 음료는 선택이 아니라 매일을 살아내기 위한 작지만 중요한 루틴이다.

주말 식탁에는
눈이 시원해지는 영양밥

바쁜 평일에는 끼니를 때우듯 대충 지나치기 쉽다. 하지만 주말이 되면 몸과 마음에 여유가 찾아오고 자연스럽게 식탁을 준비하는 마음도 달라진다. 주말 한 끼만큼은 눈을 위한 식단을 의식적으로 차려보자. 작지만 확실한 건강 루틴이 될 수 있다.

망막부터 시신경까지 지키는
완벽한 식재료

눈은 뇌 다음으로 에너지 소모가 많은 기관이다. 그만큼 다양한 영양소가 필요하며 식재료 하나하나가 눈의 각 부위와 기능에 직결된다. 눈 건강을 위한 주말 식사는 단지 몸에 좋은 음식을 먹는다는 개념을 넘어 시력을 돌보는 마음가짐을 식탁에 올리는 행위다.

- **검은콩 & 흑미** : 안토시아닌과 비타민E의 훌륭한 공급원으로, 망막을 산화 스트레스로부터 보호하고 시신경의 건강을 유지하는 데 도움을 준다.
- **당근** : '눈' 하면 떠오르는 대표적인 채소다. 베타카로틴이 풍부해 비타민A로 전환되며 각막 건강과 야맹증 예방에 효과적이다.
- **시금치** : 루테인과 지아잔틴이 가득한 녹황색 채소로, 황반을 구성하고 블루라이트로부터 중심 시력을 지켜준다.
- **해조류** : 아연과 요오드가 풍부해 눈의 미세한 대사 활동을 돕는다.
- **달걀노른자 & 견과류** : 콜린과 오메가3, 루테인이 가득해 시력 유지에 필요한 복합적인 영양을 보충해준다.
- **연어** : 눈을 위한 식재료의 MVP다. DHA와 EPA 같은 고도 불포화지방산이 풍부하다. 통조림 형태로 쉽게 구할 수 있어 조리 편의성까지 갖췄다.

궁극의 시력 회복, 한 그릇 밥 레시피

위에서 언급한 식재료는 따로 보충제를 챙기지 않아도 밥 한 그릇에 모두 담아낼 수 있다. 방법 또한 어렵지 않다. 간단하지만 눈에 좋은 영양이 가득한 영양밥 레시피를 소개한다.

당근·시금치·검은콩 영양밥 + 달걀 프라이
비타민A, 철분, 식물성 단백질을 함께 챙길 수 있는 한 끼

- **재료** 채 썬 당근, 데친 시금치, 불린 검은콩, 쌀
- **방법** 쌀과 모든 재료를 함께 넣어 밥을 짓고, 따끈한 밥 위에 달걀 프라이를 올린다.
- **TIP** 시금치는 물기를 꼭 짜서 넣어야 한다. 달걀은 부드럽게 반숙으로 하는 게 좋다.

연어·김·아보카도 비빔밥
오메가3와 항산화 성분을 동시에 보충하는 한 그릇

- **재료** 훈제 연어, 잘 익은 아보카도, 김가루, 밥
- **방법** 밥 위에 모든 재료를 얹고 참기름과 간장을 살짝 넣어 비빈다.
- **TIP** 레몬즙을 한 방울 넣으면 풍미가 확 살아난다.

흑미미역무침덮밥 + 견과류
눈 혈관과 시신경 보호를 위한 영양 만점 식단

- **재료** 흑미밥, 간장 미역무침, 아몬드·호두 등 견과류
- **방법** 흑미밥 위에 간장 미역무침을 올리고 그 위에 견과류를 뿌린다.
- **TIP** 간은 심심하게 하고, 마지막에 참깨를 추가로 뿌리면 더욱 고소해진다.

조리법보다 중요한 건
'어떤 마음으로 식탁을 차리는가'다

눈을 생각하며 고른 식재료, 음식의 맛과 식감을 천천히 음미하며 씹는 습관 그리고 일련의 식사 리듬이 눈을 맑고 편안하게 만든다. 주말 식탁 위에 올라온 영양밥 한 그릇은 내일의 선명한 눈을 준비하는 회복의 순간이다. 눈은 우리가 어떻게 보고 싶은지를 기억한다. 그리고 그 기억은 결국 오늘 식탁 위의 한 끼에서 시작된다.

하지만 레시피보다 중요한 것은 눈을 위한 식재료를 인식하고 좋은 식품을 고르는 태도다. 오늘 이 식사가 단순한 포만감이 아니라 밝은 눈을 위한 식사라는 사실을 인지하는 순간 우리의 눈은 더 오래 건강하게 유지된다. 건강한 눈을 위한 식사는 거창한 레시피보다 계획된 재료 선택과 한 입 한 입의 집중에서 시작된다는 것을 잊지 말자.

잘못된 음식이 눈을 위협한다

눈에 좋은 음식을 챙기는 것만큼 중요한 건 눈에 나쁜 음식을 줄이는 일이다. 눈은 민감하고 섬세한 감각기관 중 하나로 자극에 매우 취약하다. 작은 염증 반응에도 쉽게 영향을 받으며, 한번 손상되면 회복하는 데 시간이 오래 걸리거나 어쩌면 회복이 어려운 경우도 있다.

가장 멀리해야 하는 음식은 정제된 당분, 트랜스지방, 인스턴트식품이다. 눈의 노화를 앞당기고 망막과 시신경에 만성적인 염증을 일으킬 수 있다. 젊다고 방심하지 말자. 인스턴트식품으로 끼니를 때우는 습관이 쌓이면 시력 저하의 시작은 생각보다 빨리 찾아온다.

또 건강을 위해 영양제를 많이 복용하는 것도 능사가 아니다. 눈에 좋은 루테인이나 오메가3도 과잉 섭취하면 오히려 부작용을 유발할 수 있다. 노안을 막고 눈을 건강하게 유지하는 데 가장 중요한 것은 몸에 좋은 음식을 잘 고르는 안목과 균형 있는 절제다.

눈의 기능을 떨어뜨리는 몹쓸 음식의 정체

눈에 부정적인 영향을 주는 대표적인 식품군은 다음과 같다. 이들 식품은 모두 당분, 포화지방, 나트륨, 인공첨가물이 과도하게 들어 있어 체내 염증 반응을 유발하거나 눈 안의 미세혈관을 손상시켜 망막과 황반에 직접적으로 악영향을 준다.

- **튀김류** : 고온에서 튀긴 음식은 트랜스지방과 산화지방이 많아 망막에 염증을 일으키고 시세포를 손상시킬 수 있다.
- **가공육** : 햄, 소시지, 베이컨 등은 나트륨과 방부제가 많아 혈관 건강에 악영향을 준다. 특히 망막 내 혈류 저하를 유발할 수 있다.
- **과자류 & 탄산음료** : 정제당이 매우 많아 고혈당을 유도해 당뇨망막증 위험을 높인다.
- **인스턴트식품** : 조리 편의성은 높지만 영양 불균형이 심각해 장기적으로 안구 건조와 시력 저하를 촉진할 수 있다.

눈은 혈관과 신경이 조밀하게 연결된 조직이기 때문에 이러한 식품

들의 영향을 예민하게 반영한다. 따라서 피해야 할 음식을 알고 선택적으로 줄이는 자세가 필요하다.

영양제는 눈을 위한 만능 해결책이 아니다

눈에 좋다고 알려진 영양제도 정확한 목적 없이 과잉 섭취하면 되레 부작용을 부를 수 있어 주의가 필요하다.

- **고용량 비타민A** : 간에 축적되면 간 독성 및 시신경 손상의 위험이 있다. 특히 장기 복용 시 간 기능 저하에 유의해야 한다.
- **오메가3 지방산** : 항염 효과가 있지만, 과다 복용 시 혈액 응고 기능을 떨어뜨려 출혈 위험이 커진다.

영양제는 보완재일 뿐 메인이 될 수 없다. 몸 상태에 따라 필요한 성분이 달라지므로 가급적 전문가의 처방과 상담을 거쳐 복용하는 것이 안전하다. 눈 건강을 위해서는 조금씩 천천히 음식으로 보충하는 방식이 부작용 없이 지속할 수 있는 방법이다.

실제로 눈을 맑게 하기 위해선 무엇을 더하는가보다 무엇을 줄일지가 더 중요하다. 자극적인 맛과 과잉된 보충제를 줄이고 균형 잡힌 식사의 리듬을 회복하는 것, 그것이 눈을 위한 가장 강력한 예방책이다.

눈에 진정한 휴식을 주고 싶다면, 온찜질

하루 종일 혹사당한 눈에 휴식을 주는 가장 좋은 방법은 온찜질이다. 우리는 대개 컴퓨터나 태블릿 등 특정 사물을 볼 때 눈을 사용한다고 생각하지만, 실제로 눈은 깨어 있는 내내 끊임없이 초점을 맞추고 조명을 받으며 신경을 곤두세운다. 그 피로가 쌓인 채 잠자리에 들면 눈은 정말 쉴 틈이 없다.

잠들기 전에 하는 따뜻한 찜질은 눈 주변 근육을 부드럽게 이완시키고, 눈꺼풀 안쪽에 있는 기름샘의 원활한 분비를 도와 안구 건조를 완화해준다. 눈이 따뜻해지면 시신경을 따라 뇌까지 이완되고 신경계는 서서히 휴식 모드로 전환한다. 진짜 수면은 눈부터 쉬게 하는 것에서 시작된다.

눈의 피로를 푸는 가장 따뜻한 루틴

눈꺼풀 주변에는 '마이봄샘'이라는 기름샘이 있는데, 눈물막의 가장 바깥층인 지방층을 생성하는 역할을 한다. 이 지방층이 안정적으로 유지되어야 눈물이 과도하게 증발하지 않아 눈이 덜 건조해진다. 온찜질은 마이봄샘의 기름 분비를 부드럽게 자극해 눈물막의 질과 지속력을 높여준다.

특히 스마트폰, LED 조명, 건조한 실내공기처럼 눈을 자극하는 요소에 하루 종일 노출되는 현대인들은 눈 주변을 반드시 이완시켜야 한다. 눈꺼풀이 묵직하거나 눈에 모래알이 들어간 것처럼 깔깔한 증상을 자주 느낀다면 온찜질을 해보자. 간단하지만 확실한 해결책이다. 온찜질은 단순히 따뜻함을 넘어 눈의 환경을 회복시키는 자극이다. 억지로 눈을 감는다고 회복되는 게 아니라 열을 통해 조직이 느긋하게 풀려야 진짜 쉼이 시작된다.

내 눈에 맞는 온찜질 찾기

온찜질을 할 때 온도는 40도 전후, 시간은 10~12분 내외가 적절하다. 지속 시간이 너무 길면 눈 주변 조직이 오히려 피로해질 수 있으므로 타이머를 맞추고 시작하는 것이 좋다. 전자기기를 사용할 경우 자동 차단 기능이 있는 제품을 선택하면 편하다. 습식 찜질은 증기와 열이 동시에 작용해 마르고 지친 눈에 더 효과적이다. 특히 수건에 라벤더 한 방울을 떨어뜨리면 심신 안정에 도움이 된다.

- **전자식 아이마스크** : 자동 온도 조절 기능이 있어 간편하고 안전하다.
- **전용 아이필로우** : 따뜻한 팩이나 씨앗 충전재를 넣어 사용하는 형태다.
- **전자레인지용 찜질팩** : 소형 팩을 데워 직접 눈 위에 얹어 사용한다.
- **습식 찜질** : 뜨거운 물에 적신 수건을 짜서 천으로 감싼 후 눈에 얹는다.

눈이 먼저 쉬어야 뇌도 쉴 수 있다

하루의 긴장을 가장 먼저 내려놓아야 할 곳은 어깨도 허리도 아닌 눈이다. 눈은 감각의 입구이자 정보의 관문이다. 그래서 눈을 제대로 달아주지 않으면 뇌도 쉽게 휴식에 들어가지 못한다. 하루의 끝에서 눈을 따뜻하게 감싸주는 작은 루틴이 진짜 회복의 시작이 될 수 있다. 피곤해서 눕는 잠이 아니라 눈과 마음이 함께 쉬는 잠이 진짜 보약이다.

시력을 교정하는
다양한 방법

라식, 라섹, 스마일라식, 렌즈삽입술 등 시력 교정 수술이 점점 다양해지고 있다. 하지만 시력이 떨어졌다고 해서 반드시 수술을 받아야 하는 것은 아니다.

비수술적 시력 교정법은 비교적 접근이 쉽고 회복 기간이 필요 없다는 점에서 관심을 받고 있다. 대표적인 예로 드림렌즈, 청색광 차단 안경, 인공눈물 등이 있다. 이들은 서로 다른 원리로 시력을 보조하지만, 사용자 스스로 필요성을 인식하고 습관을 들여야 효과를 낸다는 공통점이 있다. 어떤 방법이든 꾸준한 실천이 밑바탕이 되어야 한다. 눈은 단기간에 고쳐지는 기관이 아니라 꾸준히 관리하고 보완해야 하는 감각이기 때문이다.

- **드림렌즈**

드림렌즈(OK렌즈)는 자는 동안 착용하면 렌즈가 각막 중심을 눌러 각막 형태가 변하면서 일시적으로 시력이 개선되는 렌즈다. 주로 근시와 난시 교정에 사용한다. 낮 동안 안경을 끼지 않고 생활할 수 있어 청소년이나 운동선수, 수술이 부담스러운 성인에게 좋은 대안이 될 수 있다.

이 렌즈는 사용하는 사람마다 각막의 형태나 굴절이 다르기 때문에 반드시 안과에서 정밀 검사를 거쳐 처방받아야 한다. 특히 위생 관리와 착용 시간 준수가 매우 중요하다. 잘못 착용하거나 세척을 소홀히 하면 각막염, 상처, 시력 저하를 유발할 수 있다. 효과적으로 사용하려면 3~6개월 주기로 정기 검진과 지속적인 관찰이 필요하다.

- **청색광 차단 안경**

모든 디스플레이에서 나오는 고에너지 청색광(블루라이트)을 걸러주는 특수 렌즈다. 눈의 피로와 망막 자극을 줄이는 데 도움을 준다. 밤늦게까지 스마트폰이나 컴퓨터를 사용할 때 수면 리듬을 방해하지 않도록 눈을 보호하는 기능이 있다.

특히 디지털 기기를 사용하는 시간이 많은 현대인에게 도움이 되며, 장시간의 작업으로 인해 누적된 눈의 피로를 완화해준다. 일상에서 부담 없이 착용할 수 있지만 시력 자체를 교정하는 기능은 없기 때문에 보조적 수단으로 활용해야 한다.

• **인공눈물**

안구건조증이 있거나 장시간 컴퓨터 사용으로 눈이 뻑뻑하고 시야가 탁해질 때 가장 쉽게 사용할 수 있는 보조제다. 제품마다 점도, 주성분, 보습력 등이 달라 증상에 따라 선택해야 한다. 무방부제 제품을 먼저 고려해야 하며, 하루에 사용하는 횟수가 많다면 반드시 성분 확인이 필요하다. 지속적으로 사용할 경우 눈물샘이 자체 분비를 줄여 자생 능력이 떨어질 수 있으므로 주기적으로 사용하면서 중간중간 눈이 자연 회복할 수 있는 시간을 갖는 게 좋다. 인공눈물은 비교적 간단하고 사용에 부담이 없지만, 어디까지나 환경 조절과 생활습관 개선이 병행될 때 효과적이다.

기술보다
습관이 먼저다

비수술적 시력 교정법은 눈에 도움이 되는 보조 수단이지만, 시력을 되돌리는 마법의 방법은 아니다. 생활습관과 환경이 개선되지 않으면 어떤 도구도 근본적으로 시력 보호에 한계가 있다. 하루 종일 스마트폰이나 모니터 앞에 앉아 있다면 드림렌즈나 인공눈물도 눈의 부담을 완전히 상쇄할 수 없다. 기술에 기대기보다 눈의 리듬을 회복하는 생활 루틴을 먼저 갖추는 것이 시력 보호의 출발점이다.

마음을 챙기는 것이
눈을 챙기는 것이다

스트레스를 많이 받은 날은 눈이 더 피곤하다. 괜히 더 침침한 것 같고, 화면이 더 번져 보이고, 눈꺼풀이 무겁게 내려앉는다. 단순히 기분 탓은 아니다. 그 연관성은 생각보다 깊고 실제적이다.

심리적 긴장은 눈의 조절근을 긴장시키고 시야를 좁히며, 눈물 분비를 억제해 안구 건조를 유발한다. 눈은 뇌와 가장 가까운 감각기관이자 감정을 반영하는 창문이다. 감정이 흔들릴수록 눈도 함께 흔들리고 긴장이 깊어질수록 눈은 더 예민해진다.

마음을 돌보는 일은 정신 건강뿐 아니라 눈을 회복하는 길이기도 하다. 눈이 아무리 좋아도 마음이 지치면 제대로 보이지 않는다. 눈이 맑아지려면 먼저 마음의 안개부터 걷어내야 한다.

눈의 피로,
마음에서 풀어야 한다

스트레스를 받으면 교감신경이 항진되어 눈 주변 근육이 경직되고 초점 조절 능력이 떨어진다. 눈물 분비량이 줄고 눈을 깜빡이는 횟수도 감소하면서 눈 표면이 건조해진다. 이러한 변화는 단순히 감정 문제로 끝나지 않는다. 감정 상태는 시각적 피로감, 민감도, 광선 반응성에도 영향을 준다. 스트레스가 쌓이면 화면 밝기에 과민해지고 작은 속도 변화에도 어지러움을 느끼게 된다. 이럴 때 도움이 되는 것이 바로 '마음챙김' 훈련이다.

호흡에 집중하고 현재의 감각에 주의를 기울이는 이 훈련은 뇌의 시각 피질을 진정시키고, 전두엽과 편도체 간의 긴장 상태를 완화시켜 눈과 뇌의 반응성을 낮추는 효과가 있다. 짧은 시간이라도 눈을 감고 호흡에 집중해보자. 시각계는 감정적 긴장에서 벗어나 회복을 시작할 수 있다. 눈은 감정의 반영체이기도 하지만 동시에 감정 회복의 출발점이 되기도 한다.

눈이 쉬려면
감정도 함께 놓아야 한다

눈 건강은 음식, 온찜질, 운동처럼 물리적인 루틴도 중요하지만 결국 감정을 어떻게 다루느냐가 핵심이다. 쉴 틈 없는 마음이 쉴 틈 없는 눈을 만들고, 그 결과 시야도 삶도 좁아지게 만든다. 반대로 마음을 가만히 내려놓는 시간은 시야를 넓히고 눈을 밝혀주는 힘이 된다.

마음을 챙기는 일은 단순한 심리 훈련이 아니라 눈을 위한 회복 루틴이다. 눈은 마음이 편안해질 때 가장 잘 본다. 그리고 가장 잘 보이는 순간은 마음이 함께 바라볼 수 있을 때 찾아온다.

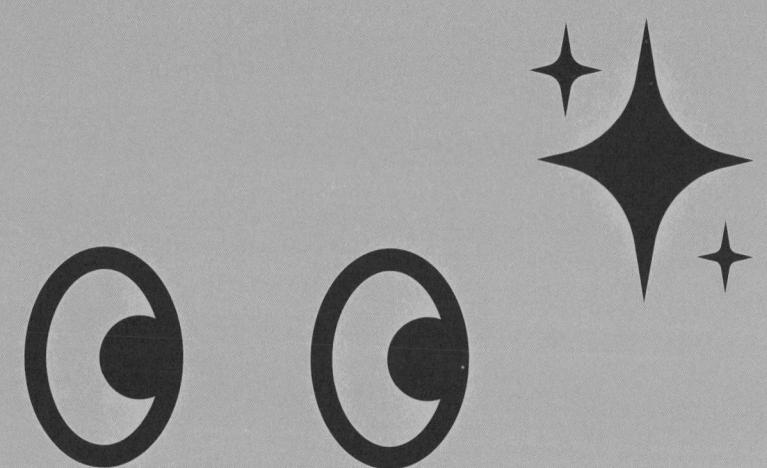

PART 4

놀랍도록

선명하고 맑아진다!

눈 스트레칭

내 눈에 필요한
3-3 눈 스트레칭 프로그램

하루 종일 같은 거리만 보는 눈. 움직임이 없으면 눈 근육은 굳고 초점은 흐려진다. 눈도 스트레칭이 필요하다. 긴 시간을 들일 필요는 없다. 하루 3분만 움직여도 시야가 넓어지고 눈의 피로를 덜어낼 수 있다. 눈을 살리는 가장 간단한 루틴, 지금부터 시작해보자.

3-3 눈 스트레칭 프로그램은 눈의 다양한 측면을 균형 있게 다루는 운동법으로, 일상생활에서 손쉽게 적용할 수 있다. 경직된 눈을 체계적으로 관리하고 효과적으로 회복시키기 위해 신경 안정 및 휴식, 집중력 회복, 근거리 피로 해소, 시야 정렬, 시선 추적력 향상, 움직임 회복 총 6가지 프로그램으로 구성되어 있다. 각 동작은 특정 목적에 맞춰 설계되어 있어 눈의 피로를 줄이고 시각 기능을 향상시키는 데 도움을 준다. 하루에 한 번, 내 눈에 필요한 동작을 선택해 3분만 따라 해보자.

① 신경 안정 및 휴식 프로그램

눈과 뇌의 긴장을 풀고 감각 통합을 돕는 루틴이다. 눈 간접 압박과 직접 압박 동작은 시각 피질의 과도한 활성을 낮추고 부교감신경을 자극해 눈과 마음의 이완을 유도한다. 또 주변 공간을 인식하고 예측하는 능력까지 향상시킨다.

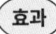 시각 피질 안정화, 감각 통합 촉진, 스트레스 완화

- 눈 간접 압박하기(118쪽)
- 눈 직접 압박하기(119쪽)

② 집중력 회복 프로그램

시각 피질의 안정화와 감각 통합을 목표로 한다. 빠르게 눈 깜빡이기, 방사형으로 뻗은 선과 점 따라가기, 8자 모양 따라 그리기 같은 동작들은 눈과 뇌의 리셋을 돕고 집중력을 빠르게 회복시킨다.

 시각 피질 안정화, 감각 통합, 눈-뇌 리셋, 시선 집중력 향상

- 빠르게 눈 깜빡이기(121쪽)
- 방사형으로 뻗은 선 따라가기(126쪽)
- 8자 모양 따라 그리기(130쪽)
- 점 따라가기(131쪽)

③ 근거리 피로 해소 프로그램

한곳만 오랫동안 응시할 때 쌓이는 눈의 피로를 해소하고 초점 전환 능력을 강화하는 루틴이다. 눈 감고 눈동자 살짝 굴리기, 위·아래 보기 동작은 경직된 눈 근육을 풀고 눈에 쌓인 피로를 회복하는 데 효과적이다.

효과 근거리 고정 응시로 인한 피로 해소, 외안근 긴장 완화

- 눈 감고 눈동자 살짝 굴리기(120쪽)
- 위·아래 보기(122쪽)

④ 시야 정렬 프로그램

눈의 좌우 균형을 맞추고 시선을 안정화하며 외안근을 재정렬하는 데 중점을 둔다. 좌우 보기, 대각선으로 눈 움직이기, 원형으로 눈 돌리기 운동을 통해 눈의 움직임을 회복하고 시야의 안정성을 높인다.

효과 눈의 좌우 균형 회복, 시선 안정, 외안근 재정렬, 양쪽 눈의 협응력 강화

- 좌우 보기(123쪽)
- 대각선으로 눈 움직이기(124쪽)
- 원형으로 눈 돌리기(125쪽)

⑤ 시선 추적력 향상 프로그램

눈동자를 특정 방향으로 이동시키는 동작을 통해 시선 조절력이 향상되고 시야 전환 속도가 회복되는 루틴이다. 지그재그 선, 나선, 꺾인 점선을 따라가는 동작은 집중력과 시각 추적 능력까지 함께 높여준다.

(효과) 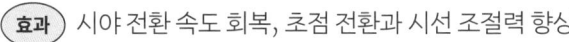 시야 전환 속도 회복, 초점 전환과 시선 조절력 향상

- 지그재그 선 따라가기(127쪽)
- 나선 따라가기(128쪽)
- 꺾인 점선 따라가기(132쪽)

⑥ 움직임 회복 프로그램

다양한 방향으로 눈을 정밀하게 움직일 수 있도록 돕는다. 눈으로 도형 그리기, 사방 화살표 따라가기 운동을 꾸준히 하면 시야 전환이 빠르고 부드러워지며 시선의 유연성이 회복된다.

(효과) 시선 유연성 회복, 다양한 방향 감각 인지

- 눈으로 도형 그리기(129쪽)
- 사방 화살표 따라가기(133쪽)

눈 스트레칭의 든든한 지원군, 시각 훈련 차트

현대인은 디지털 기기 사용과 업무 과중 등으로 눈에 큰 부담을 주고 있다. 눈을 건강하게 지키고 시각 기능을 유지하려면 단순히 시력을 검사하는 것만으로는 부족하다. 시선 훈련과 시각 기능 강화가 함께 이루어져야 한다. 다양한 시각 자극과 운동을 통해 눈 근육과 시신경의 협응력을 높이고, 시력 저하와 피로 누적을 예방하는 것이 무엇보다 중요하다.

시각 훈련 차트란

눈 운동에 매우 유용한 도구로, 눈을 움직이는 다양한 방향과 패턴으로 구성되어 있다. 눈의 움직임과 집중력을 자연스럽게 훈련시키고, 시야의 변화와 이상을 스스로 점검할 수 있도록 돕는다. 무엇보다 시간과 장소에 구애받지 않고 쉽게 활용할 수 있어 바쁜 현대인의 눈 관리 도구로 매우 유익하다.

시각 훈련 차트는 단순한 시력 검사에서 한발 더 나아가 눈과 뇌가 함께 작동하는 통합적 시각 자료다. 따라서 차트를 활용해 꾸준히 훈련하고 자가 점검을 하면 시각 기능 저하를 늦추고, 눈의 피로와 불편을 줄일 수 있다. 이는 결국 일상생활의 질을 높이고 디지털 환경 속에서 건강한 눈을 유지하는 데 긍정적인 습관이 된다.

활용할수록 시력이 되살아난다

시각 훈련 차트는 특정 눈 근육과 시야 기능을 골고루 자극해 눈의 유연성과 집중력을 동시에 높여준다. 이 과정에서 눈의 초점 조절 능력이 회복되어 노안 예방에 도움이 된다. 또 규칙적으로 시각 차트를 활용하면 눈의 민감성과 반응 속도가 개선되며, 시각 정보 처리 능력을 높이는 데 효과를 볼 수 있다. 눈의 균형 잡힌 움직임을 통해 피로를 줄이고, 뇌와 눈의 연결을 강화해 전반적인 시력 보호에 긍정적인 영향을 미친다.

스트레칭 01	**눈 간접 압박하기**
	• 눈 주위의 신경세포와 연부조직의 긴장 완화
	• 눈 근육 이완, 흐릿한 시야 해소

방법
1. 눈을 감고 검지와 중지 손끝을 살짝 구부려 눈 바로 아래에 가볍게 올린다.
2. 눈 주변(안와에 있는 연부조직)을 가볍게 돌려가며 누른다.
3. 5~6초에 걸쳐 부드럽게 진행한다. 1분간 반복한다.

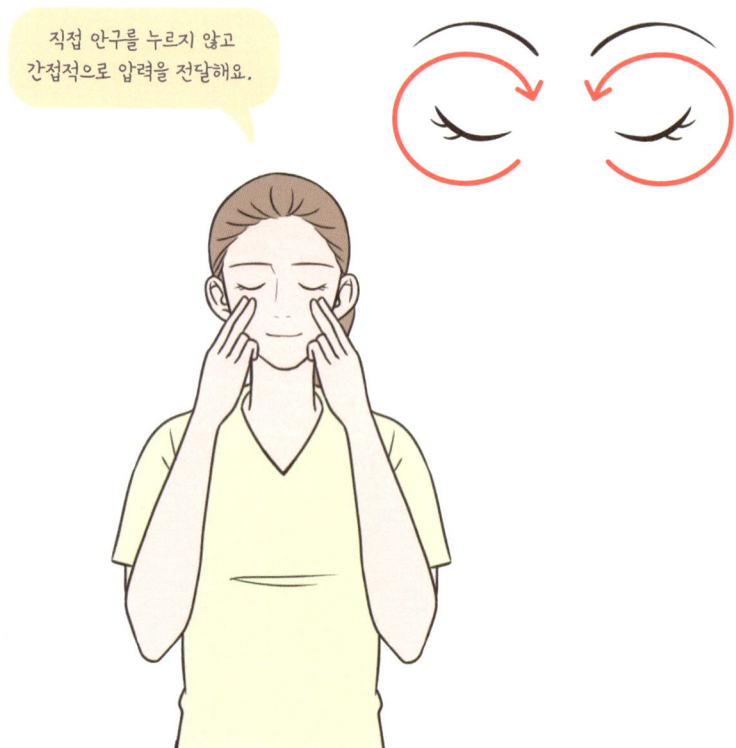

직접 안구를 누르지 않고 간접적으로 압력을 전달해요.

스트레칭 02	**눈 직접 압박하기**
	• 시각 정보로 과부하 된 뇌와 시각 피질 진정
	• 시각과 균형 감각의 연결을 도와 전신의 통합 감각 회복

방법
1. 등을 곧게 펴고 앉은 후 양손을 비벼 따뜻하게 만든다.
2. 눈을 감고 양 손바닥을 눈 위에 조심스럽게 얹어 눈 전체를 부드럽게 덮는다.
3. 1분간 자세를 유지한다.

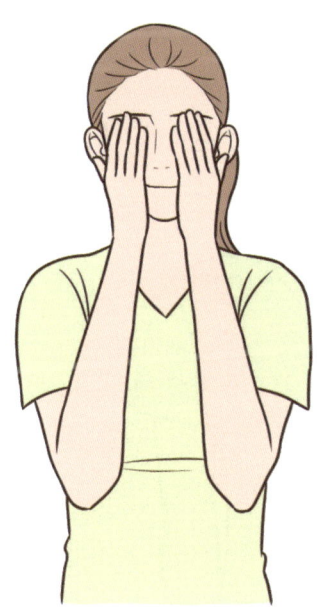

스트레칭 03	**눈 감고 눈동자 살짝 굴리기**
	• 망막과 시신경의 긴장 해소 • 디지털 피로, 긴장성 두통, 안구 건조 증상 완화

방법
1. 의자에 등을 대지 않고 편안히 앉아 눈을 감는다.
2. 10~15초 동안 눈을 감은 상태에서 눈동자를 살짝 굴린다.
3. 눈을 뜨고 5초간 정면을 응시한 후 다시 눈을 감고 눈동자를 굴린다.
4. 이 과정을 1분 동안 3~4회 반복한다.

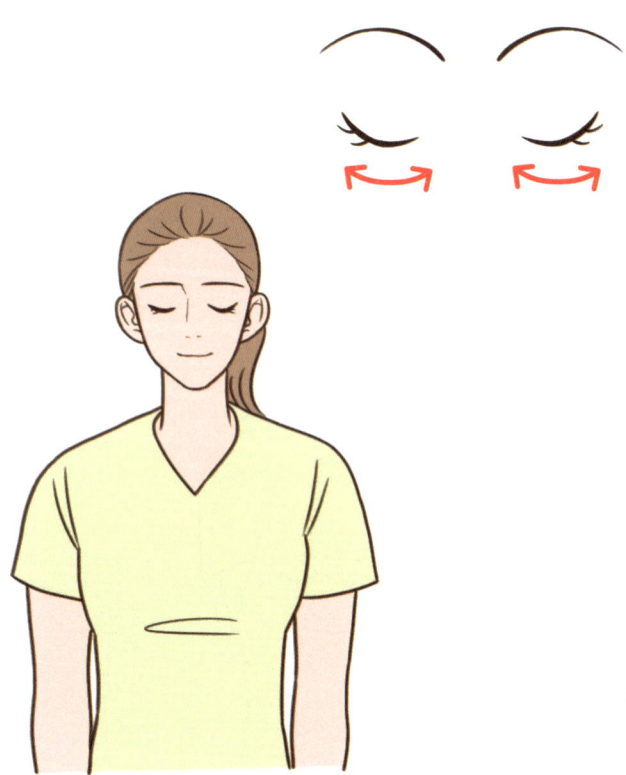

스트레칭 04 — 빠르게 눈 깜빡이기

- 시각 자극 리셋 및 흐릿한 시야 회복
- 감각 입력에 대한 민감도 조절, 뇌의 주의 전환 속도 개선

방법
1. 의자에 등을 대지 않고 편안히 앉아 정면을 응시한다.
2. 눈을 살짝 감았다가 빠르게 3~4회 연속 깜빡인다.
3. 2초간 눈을 감았다가 다시 눈을 떠서 2초간 정면을 응시한다.
4. 1분간 반복한다.

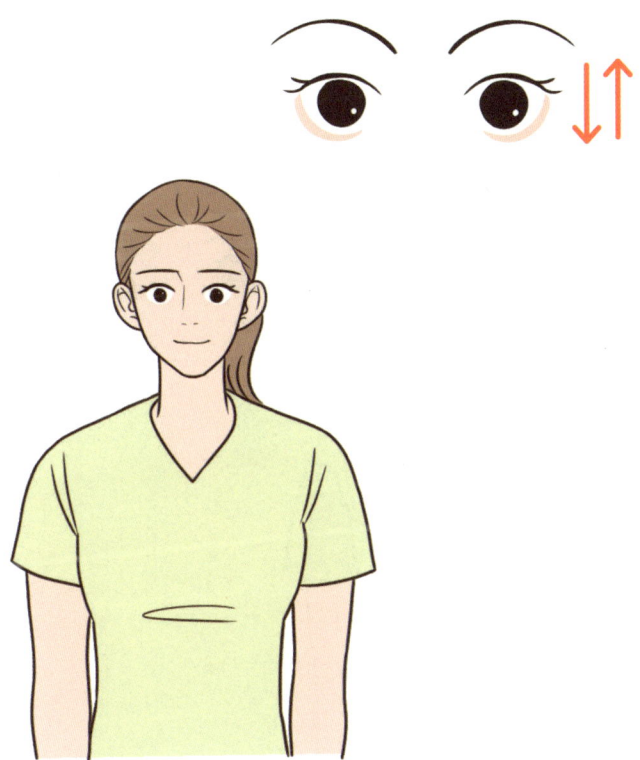

스트레칭 05	## 위·아래 보기
	• 시선 고정으로 인한 피로 완화와 상하 외안근의 긴장 해소 • 시야 유연성 회복 및 초점 전환 속도 개선

방법
1. 의자에 바르게 앉아 얼굴은 정면을 바라본다.
2. 얼굴은 움직이지 않고 눈동자만 천천히 위 → 아래 → 위로 움직인다.
3. 왕복 1회를 5~6초에 걸쳐 부드럽게 진행한다.
4. 1분 동안 10회 반복한 후 6초간 눈을 감고 휴식한다.

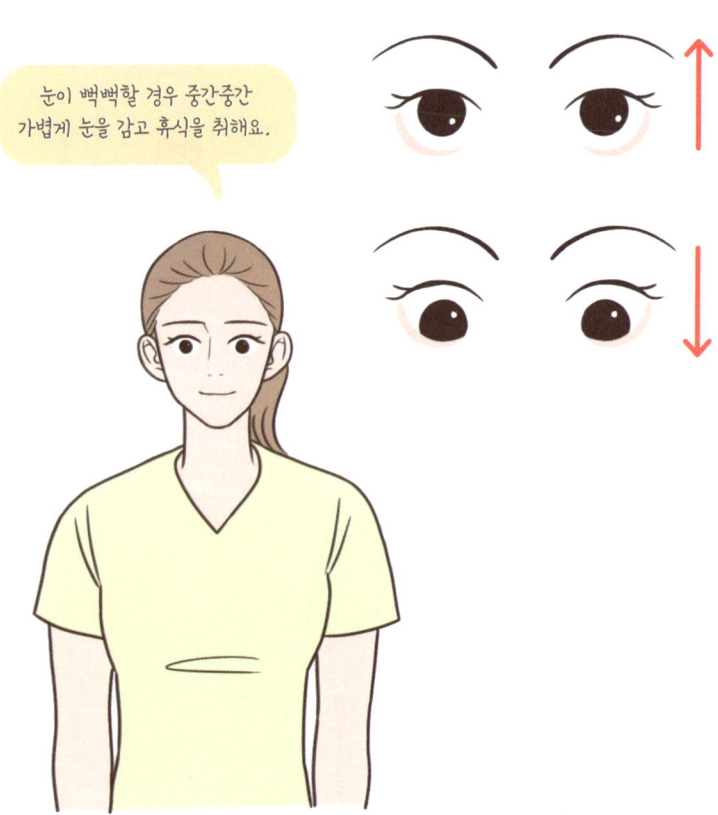

눈이 뻑뻑할 경우 중간중간 가볍게 눈을 감고 휴식을 취해요.

스트레칭 06	**좌우 보기**
	• 경직된 시선 이완 및 외측·내측 직근 자극
	• 시야의 수평 균형 회복, 비대칭적인 시야 습관 교정

방법
1. 의자에 바르게 앉아 얼굴은 정면을 바라본다.
2. 눈동자만 왼쪽 → 오른쪽 → 왼쪽 방향으로 천천히 움직인다.
3. 왕복 1회를 5~6초에 걸쳐 부드럽게 진행한다.
4. 1분 동안 10회 반복한 후 6초간 눈을 감고 휴식한다.

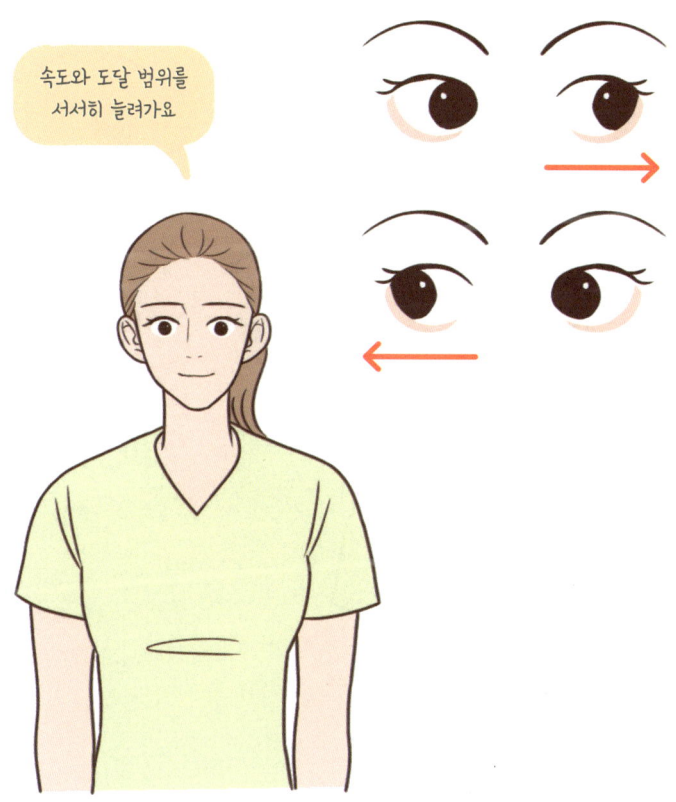

속도와 도달 범위를 서서히 늘려가요

스트레칭 07	**대각선으로 눈 움직이기**
	• 사선 시야 조절 능력 회복 • 입체적 공간 감각 개선

방법
1. 의자에 바르게 앉아 얼굴은 정면을 바라본다.
2. 눈동자만 오른쪽 위 → 왼쪽 아래 방향으로 천천히 움직인다. 다시 왼쪽 위 → 오른쪽 아래 방향으로 천천히 움직인다.
3. 왕복 1회를 8~10초에 걸쳐 부드럽게 진행한다. 양방향을 번갈아 가며 6회 왕복한 후 10초간 눈을 감고 휴식한다.

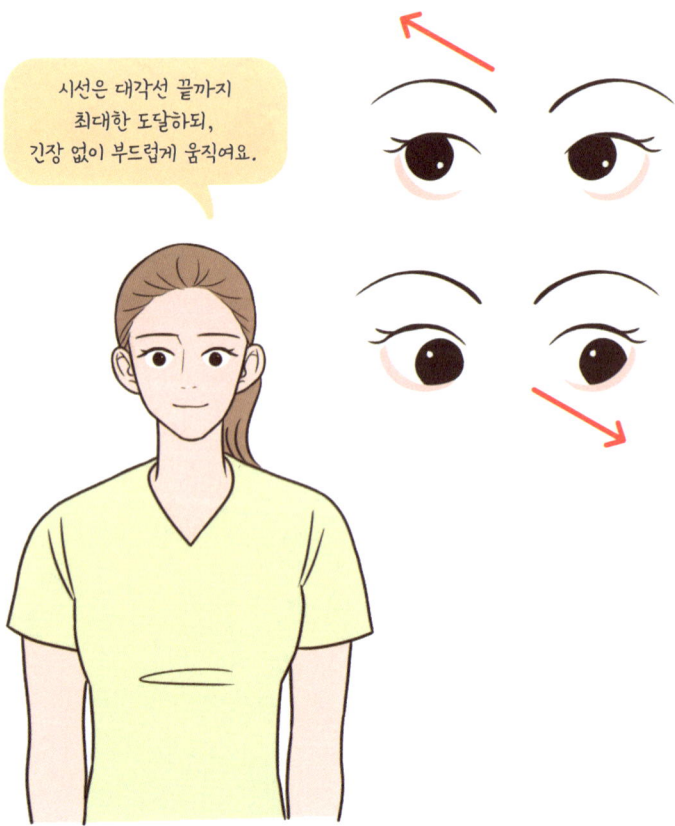

시선은 대각선 끝까지 최대한 도달하되, 긴장 없이 부드럽게 움직여요.

스트레칭 08	**원형으로 눈 돌리기**
	• 6개 외안근 자극, 눈 운동성 향상 • 시야 범위 확대 및 시야 전환 속도 회복

방법
1. 의자에 바르게 앉아 얼굴은 정면을 바라본다.
2. 눈동자만 시계 방향으로 원을 그리듯 4~5초에 걸쳐 천천히 회전한다.
3. 3회 회전한 후 잠시 눈을 감았다가 다시 반시계 방향으로 천천히 3회 회전한다.
4. 10초간 눈을 감고 휴식한다.

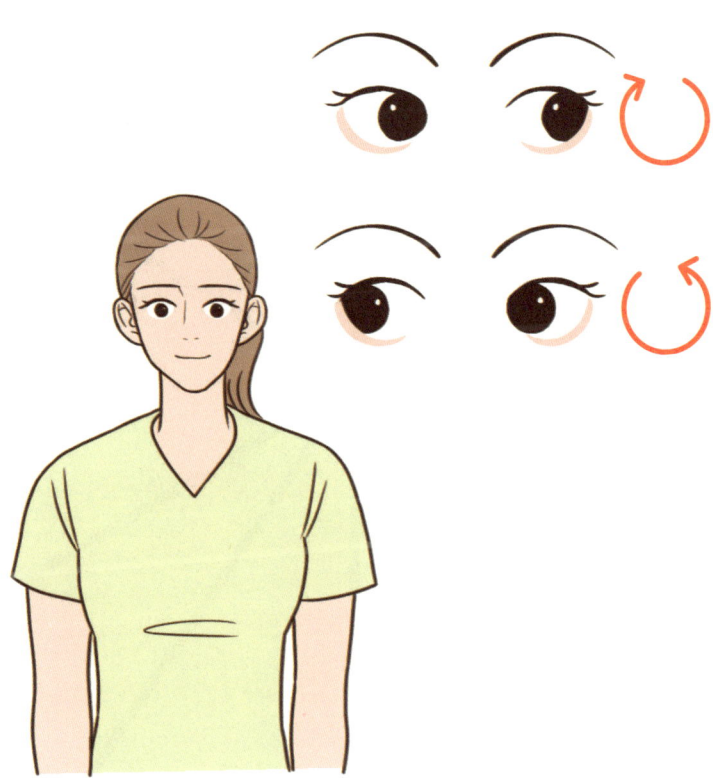

스트레칭 09	**방사형으로 뻗은 선 따라가기**
	• 시각 추적력과 집중력 향상 • 눈의 부드러운 움직임 개선

방법
1. 눈에서 20~30cm 떨어진 지점에 차트를 놓고, 차트의 중앙에서 시작해 방사형으로 뻗은 모든 선을 끝까지 눈동자로만 따라간다.
2. 이번에는 선을 따라 위, 아래, 좌, 우, 대각선 총 6방향으로 각각 5~6초에 걸쳐 눈동자를 움직인다. 10초간 눈을 감고 휴식한다.

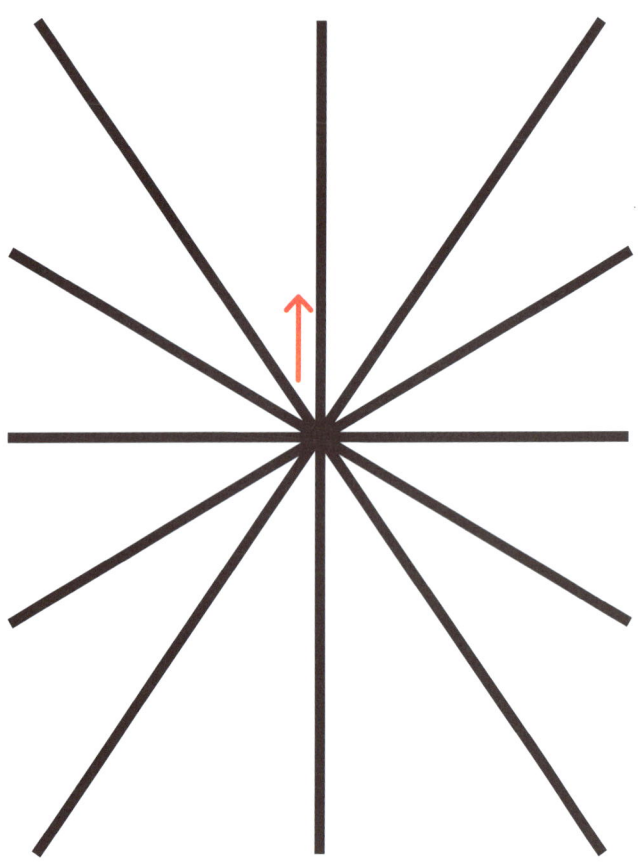

| 스트레칭 10 | **지그재그 선 따라가기**
• 안구의 운동 리듬 회복과 시각 전환 능력 향상
• 시야 안정성 개선과 눈의 피로 해소 |

방법
1. 눈에서 20~30cm 떨어진 지점에 차트를 놓는다.
2. 지그재그 선을 따라 아래 → 위 방향으로 눈동자를 천천히 움직인다.
3. 끝 지점에 도달하면 다시 지그재그 선을 따라 처음으로 돌아간다.
4. 왕복 1회를 20초에 걸쳐 진행한다. 3회 반복한다.

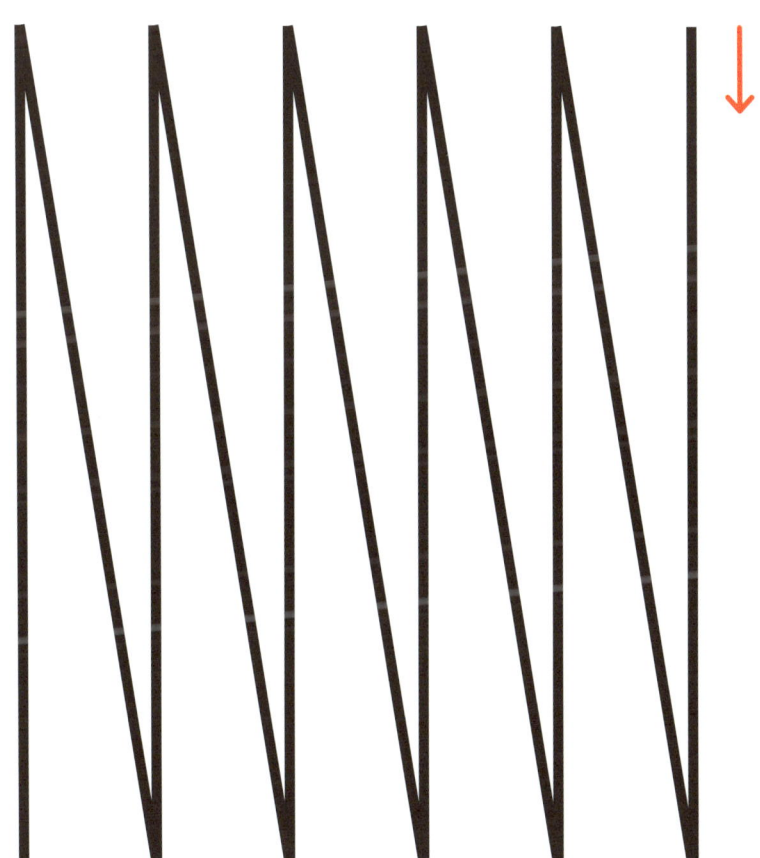

스트레칭 11	**나선 따라가기**
	• 시신경과 눈 근육 자극 • 시야 조절 능력, 눈의 정밀 추적력, 집중력 강화

방법
1. 눈에서 20~30cm 떨어진 지점에 차트를 놓는다.
2. 화살표를 따라 아래에 위치한 나선 끝까지 15~20초에 걸쳐 눈동자로만 따라간다. 시선이 흐트러질 경우 손가락으로 짚으며 진행한다.
3. 5초 동안 눈을 감고 휴식한 뒤 3회 반복한다.

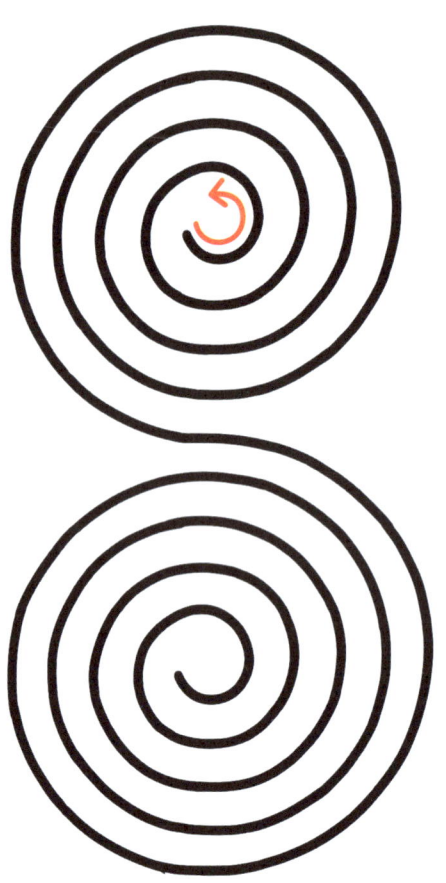

스트레칭 12	**눈으로 도형 그리기**
	• 시야 전환 능력 향상 • 다양한 방향 감각과 눈의 유연한 움직임 훈련

방법
1. 눈에서 20~30cm 떨어진 지점에 차트를 놓는다.
2. 도형 4개를 순서대로 눈동자로만 따라간다.
3. 15~20초에 걸쳐 선이 끊기지 않도록 천천히 움직인다.
4. 5초 동안 눈을 감고 휴식한 뒤 3회 반복한다.

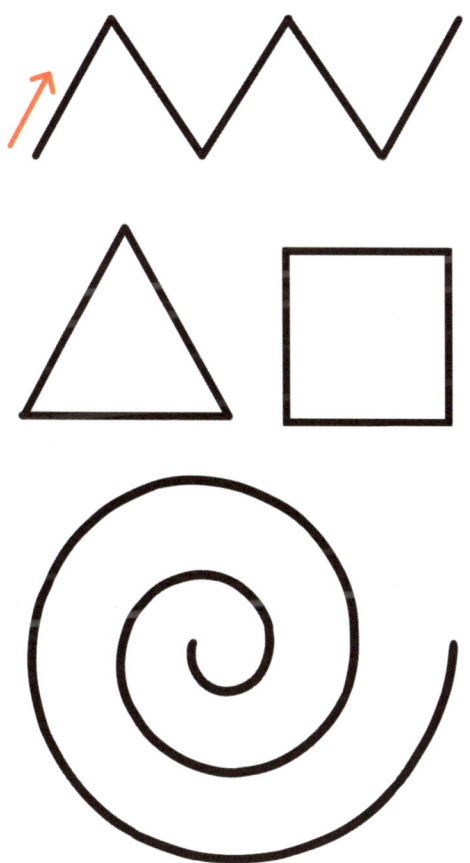

스트레칭 13	**8자 모양 따라 그리기**
	• 시선 추적력 및 눈-뇌 협응력 향상 • 시공간 감각과 집중력 강화, 어지럼증 완화

방법 1. 눈과 20~30cm 떨어진 지점에서 차트를 눈높이로 든다.
2. 시계 방향으로 8자 모양을 따라 눈동자를 천천히 움직인다.
3. 이번에는 반시계 방향으로 8자 모양을 따라 눈동자를 움직한다.
4. 좌우 방향을 15초에 걸쳐 진행한 후 4회 반복한다.

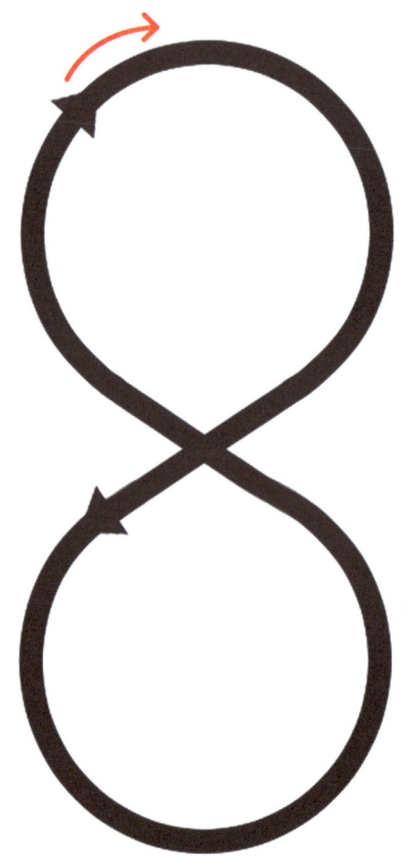

스트레칭 14	**점 따라가기**
	• 시선의 정밀 조절력 강화 • 시각 집중력 및 양안 협응력 향상

방법
1. 눈과 20~30cm 떨어진 지점에서 차트를 눈높이로 든다.
2. 왼쪽 첫 번째 점부터 위 → 아래 방향으로 천천히 눈동자를 움직인다. 이때 각 점에 2~3초 동안 시선을 고정한다.
3. 이번에는 지그재그 방향으로 눈동자를 움직인다. 1분간 반복한다.

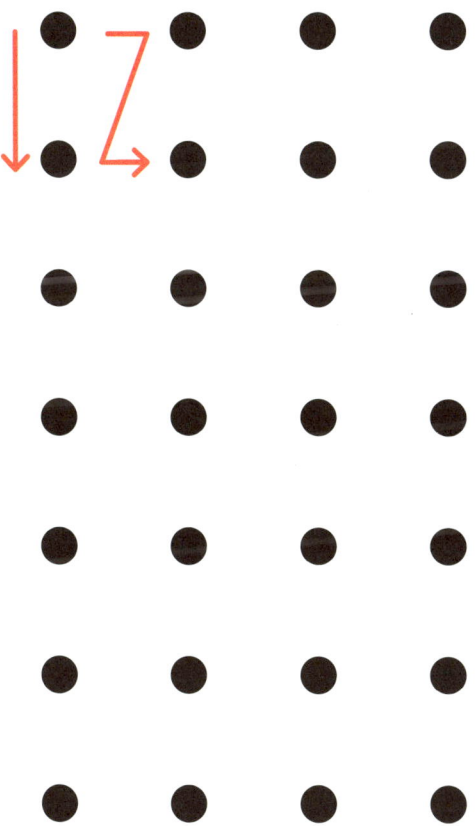

스트레칭 15	**꺾인 점선 따라가기**
	• 시선의 방향 전환 능력과 집중력 향상 • 사시 및 시선 제어 능력 개선

방법
1. 눈과 20~30cm 떨어진 지점에서 차트를 눈높이로 든다.
2. 점선과 꺾인 화살표를 눈동자로만 천천히 따라간다.
3. 10초에 걸쳐 부드럽게 움직이며 선 끝까지 도달하면 멈춘다.
4. 3초 동안 눈을 감고 휴식한 뒤 5~6회 반복한다.

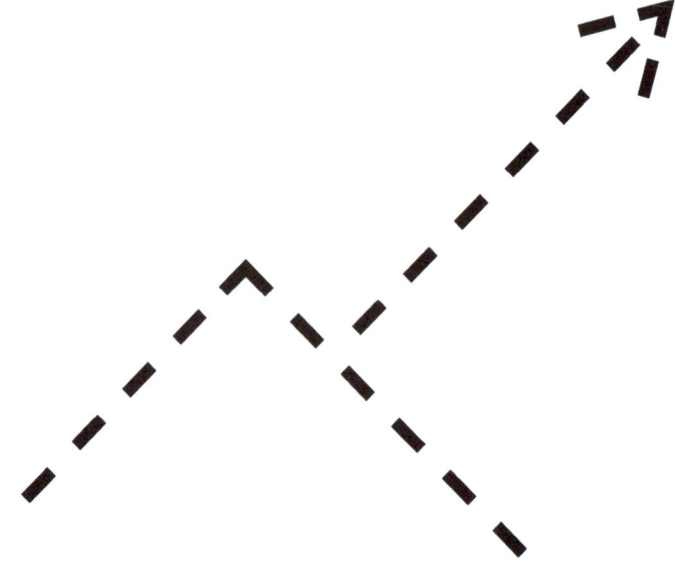

스트레칭 16	**사방 화살표 따라가기**
	• 눈 근육의 가동 범위 회복 • 눈의 긴장 완화와 부드러운 움직임 회복

방법
1. 눈과 20~30cm 떨어진 지점에서 차트를 눈높이로 든다.
2. 화살표의 중앙에서 위로, 다시 중앙으로 돌아왔다가 아래로 눈동자를 움직인다.
3. 다시 중앙에서 왼쪽 → 오른쪽 순서로 눈동자를 움직인다. 이때 각 방향 끝점을 2초간 응시한다.
4. 사방 왕복 1회를 10초에 걸쳐 진행한다. 5~6회 반복한다.

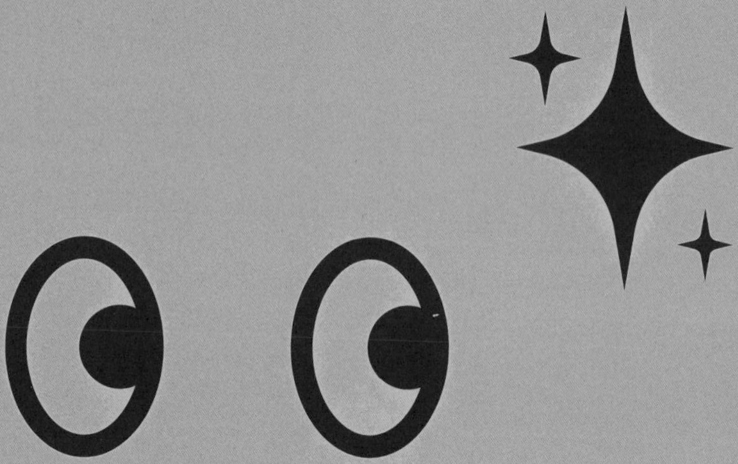

PART 5

하루 3분만 따라 하면

순식간에 좋아진다!

눈 트레이닝

내 눈에 필요한
3-3 눈 트레이닝 프로그램

하루에도 수없이 초점이 흔들리고, 안개 낀 듯 뿌옇게 보이는 눈에는 짧고 정밀한 자극이 필요하다. 정확히 응시하고 눈동자를 부드럽게 움직이는 훈련은 눈의 조절력을 키우고 시각 피질을 자극한다. 짧은 트레이닝 한 번으로 시야가 또렷해지는 경험, 지금 시작해보자.

3-3 눈 트레이닝 프로그램은 한 번에 3가지 동작을 각 1분씩 총 3분간 실시하는 체계적인 운동 프로그램이다. 눈 근육 강화, 초점 조절 및 시선 집중은 물론 시각-운동 통합, 균형 감각 강화, 움직임 속 집중력 유지, 시각 통합까지 총 6가지 프로그램으로 구성되어 있다. 바쁜 일상 속에서도 쉽게 따라 할 수 있는 동작들로 설계되어 있어 디지털 시대와 노화에 따른 시력 저하에 효과적으로 대응할 수 있다. 하루 3분만 투자해 노안을 막아보자.

① 눈 근육 강화 및 협응 프로그램

다양한 방향으로 눈을 움직임으로써 외안근을 단련하고 움직이는 시선의 정확성과 지구력을 높인다. 원형과 나선형으로 시선 따라가기, 양쪽 시각봉으로 시선 옮기기 동작은 눈의 움직임을 정밀하게 만들고 장시간 작업에도 눈을 덜 피로하게 만든다.

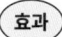 외안근 유연성 및 시선 이동성 향상, 시각-운동 협응 강화

- 팔 벌려 엄지손가락 추적하기(144쪽)
- 원형으로 시선 따라가기(148쪽)
- 나선형으로 시선 따라가기(149쪽)
- 양쪽 시각봉으로 시선 옮기기(154쪽)

② 초점 조절 및 시선 집중 프로그램

가까운 거리와 먼 거리 사이에서 초점을 빠르게 조절하고 눈-손 협응력과 집중력을 기른다. 시선을 모으고 벌리는 운동은 공간 인식력을 높이고 집중력 저하를 방지한다.

 초점 조절력 향상, 전정안구 반사 자극, 집중력 강화

- 8방향으로 시선 고정하기(146쪽)
- 근거리, 원거리 초점 맞추기 1(150쪽)
- 근거리, 원거리 초점 맞추기 2(151쪽)
- 시각봉 당기며 초점 맞추기(152쪽)

③ 고급 협응 및 시각-운동 통합 프로그램

시선 고정력과 눈-몸 통합 능력을 강화하는 고난도 프로그램이다. 몸이 움직이는 상황에서도 시선이 흔들리지 않고 고정되도록 훈련함으로써 눈-뇌-몸의 통합력을 높인다.

효과 시선 고정력 향상, 전정안구 반사 촉진, 눈-몸 통합 조절

- 시선 고정한 채 고개 움직이기(164쪽)
- 허리 움직이며 시선 고정하기(168쪽)
- 공 던지고 받기(172쪽)
- 스쿼트하며 떨어지는 공 잡기 2(176쪽)

④ 균형 감각 강화 프로그램(낙상 예방 운동 1)

한 발로 서거나 일직선 걷기 등으로 중심 감각과 시선 고정 능력을 동시에 훈련한다. 눈-목-하지의 협응력을 강화해 노년기 균형 감퇴와 낙상 불안을 완화한다.

효과 균형 감각 향상, 감각-운동 협응 강화, 중심 조절력 회복

- 정면 보며 일자로 걷기(162쪽)
- 한 발로 서서 고개 상하좌우로 움직이기(166쪽)

⑤ 움직임 속 집중력 유지 프로그램(낙상 예방 운동 2)

움직임이 있는 동안에도 시선을 고정하거나 물체를 끝까지 추적하는 능력을 기른다. 공간 인식과 반사 반응 속도를 높여 전반적인 안정 감각을 향상시킨다.

 시각 집중력 강화, 반응 속도 향상, 낙상 대응 능력 증진

- 뒤꿈치 들고 시선 고정하며 걷기(163쪽)
- 시선 고정한 채 발 내딛기(170쪽)
- 스쿼트하며 떨어지는 공 잡기 1(174쪽)

⑥ 시각 통합 및 융합 조절 프로그램

양쪽 눈으로 들어오는 정보를 하나의 영상으로 통합하는 능력을 훈련한다. 융합력, 수렴력, 입체시가 동시에 강화된다. 노안이나 사시 재활에도 활용할 수 있다.

 입체시 회복, 시선 정렬 개선, 시각 피로 완화

- 브록 스트링 활용해 시선 옮기기(156쪽)
- 바렐 카드 활용해 초점 맞추기(158쪽)

저속노안 운동의 100점 파트너, 시각봉

시각봉Visual Fixation Stick은 눈의 초점 고정력과 시선 이동 능력을 훈련하기 위해 사용하는 도구로, 막대 끝에 작고 선명한 색의 공이 달려 있다. 시각 훈련이나 시선 고정 운동, 눈몸 협응 훈련 등에 널리 활용되는 효과 만점 도구다.

미국의 시력 전문가 프레드릭 브록 박사의 브록 스트링 훈련과 함께 행동 시각 분야에서 꾸준히 사용되며 발전해왔다. 오늘날 대부분의 시각 훈련 클리닉과 검안사들은 훈련 표준 도구로 시각봉을 채택하고 있다.

집중력 높이고 운동 효과 배가시킨다

시각봉은 시선을 한 지점에 정확히 고정시키는 능력을 향상시켜준다. 특히 시선을 빠르게 옮기는 사카드Saccade 운동이나 가까운 곳과 먼 곳 사이에서 초점을 전환하는 버전스Vergence 운동에 효과적이다. 눈, 목, 몸이 함께 움직이는 협응 운동을 할 때도 기준점을 안정적으로 제공해 동작의 정확도를 높인다. 그뿐만 아니라 눈의 피로를 줄이고 시각 집중력을 회복하는 데 큰 도움이 된다.

막대 끝에 선명한 색 공이 달려 있으면 더욱 좋다

시각봉 끝에 있는 색 공은 주의를 집중시키는 시각 자극점 역할을 한다. 눈이 피로하거나 주의가 산만한 사람도 시선을 유지하기 쉬운 구조다. 색이 선명하고 도드라져서 시선이 흔들리지 않고 한 지점에 머물도록 돕는다. 운동할 때 집중이 잘 되고 눈이 편안한 색의 공으로 선택하면 된다.

대체 도구를 사용해도 문제없다

시각봉이 없는 경우 다음과 같은 간단한 도구로 대체해도 좋다. 막대 끝에 시선을 고정할 수 있는 포인트가 있으면 전혀 문제없다.

- **실로폰 채** : 문구점에서 색깔별로 구입 가능하다.
- **펜** : 뚜껑에 색이 있는 형광펜이나 컬러 볼펜이 좋다.
- **연필** : 끝에 지우개가 붙어 있거나 색상이 다른 연필을 선택한다.
- **나무젓가락** : 끝에 색 테이프를 붙여 포인트를 만들면 유용하다.

CHAPTER 1

눈을 깨우는 정적인 트레이닝

눈 트레이닝의 첫걸음은 정적인 움직임부터 시작한다. 시선 고정, 근육 조절, 초점 유지처럼 눈의 기본 기능을 다듬고 강화하는 훈련으로 움직임이 적은 상태에서 집중력과 조절 능력을 최대한 끌어올리는 게 목적이다.

이 장에서 소개하는 정적 트레이닝은 '시선의 안정화'에 초점이 맞춰져 있다. 이는 이후 동적인 움직임이나 복잡한 시각-운동 통합 훈련을 하는 데 기반이 된다.

눈의 기본 기능을 정밀하게 다루는 동작은 시각 피로를 줄이고, 초점이 흐려지거나 겹쳐 보이는 증상을 개선하는 데 효과적이다. 또 외안근을 부드럽게 단련하고 눈의 긴장 상태를 완화하며 주의력 회복과 공간 인식에도 도움을 준다.

정적인 트레이닝은 작은 반복으로 큰 변화를 만든다. 움직이지 않고도 앉은 자리에서 누구나 쉽게 눈의 감각과 기능을 되살릴 수 있다.

트레이닝 01 | 팔 벌려 엄지손가락 추적하기

수렴, 초점 유지, 시선 고정 같은 다양한 시각 기능이 동시에 작동하기 때문에 눈의 움직임을 정밀하게 조절하는 능력과 집중력을 키우는 데 효과적인 운동이다.

> **TIP**
> 고개는 고정하고 눈동자만 좌우로 부드럽게 움직인다.

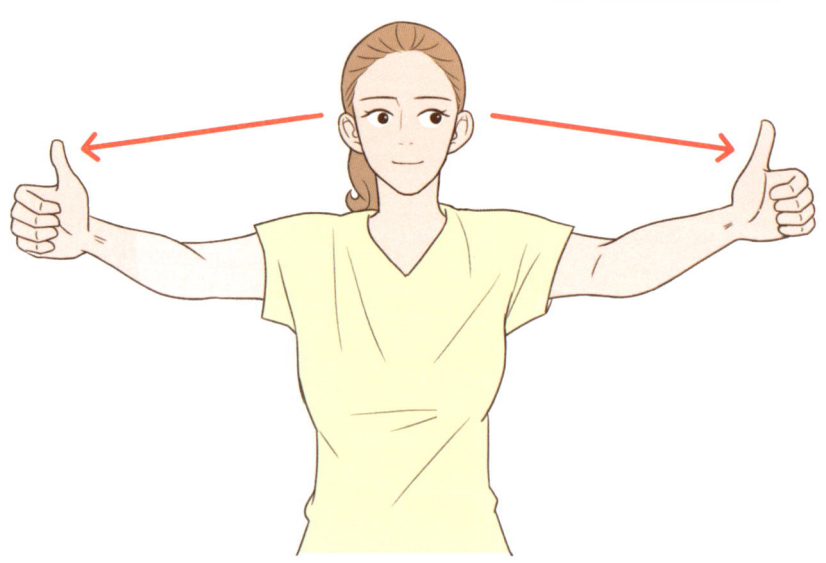

1. 양팔을 앞으로 뻗은 후 양손은 주먹 쥐고 엄지손가락을 세워 눈높이에 맞춘다. 양팔을 좌우로 크게 벌린 뒤 두 눈으로 왼손 엄지손가락을 2초, 오른손 엄지손가락을 2초 응시한다.

외안근의 유연성과 추적 능력을 강화하며, 공간 인식 정확도가 높아진다.

 1분간 좌우상하 번갈아 3~5세트

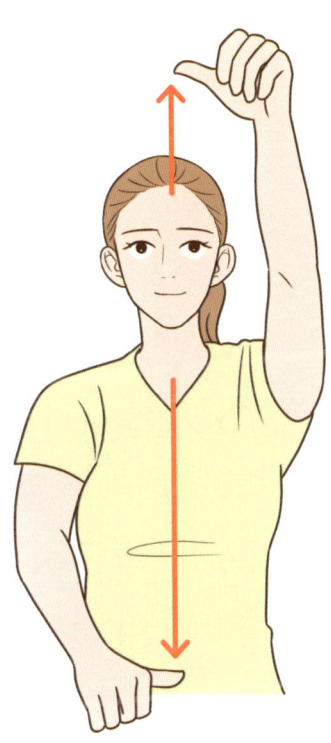

2 이번에는 양팔을 위아래로 크게 벌린 뒤 두 눈으로 위아래 엄지손가락을 번갈아 가며 2초씩 응시한다.

트레이닝 02 | **8방향으로 시선 고정하기**

몸이 움직이더라도 시선을 잃지 않게 만드는 트레이닝이다. 움직임이 많은 활동이나 작업을 시작하기 전에 시각계를 정돈하고 안정감을 느끼는 데 유용하다.

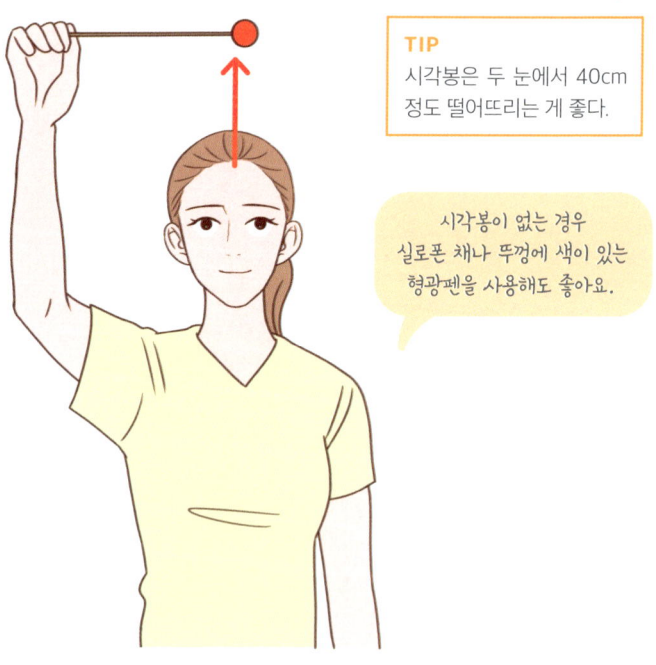

TIP
시각봉은 두 눈에서 40cm 정도 떨어뜨리는 게 좋다.

시각봉이 없는 경우 실로폰 채나 뚜껑에 색이 있는 형광펜을 사용해도 좋아요.

1. 한 손으로 시각봉을 들고 팔을 펴서 머리 앞쪽으로 올린다. 고개는 움직이지 않고 눈동자만 시각봉을 5초간 응시한 후 눈을 감고 2초간 휴식한다.

눈과 머리의 움직임을 따로 조절하는 능력과 시선 고정 능력을 키워준다.

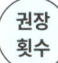 1분간 반복

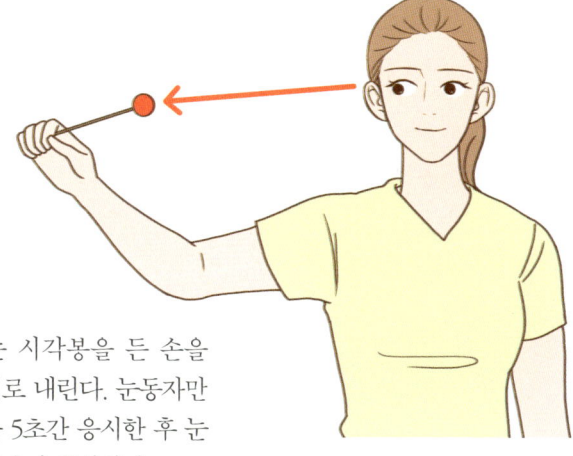

2 이번에는 시각봉을 든 손을 어깨높이로 내린다. 눈동자만 시각봉을 5초간 응시한 후 눈을 감고 2초간 휴식한다.

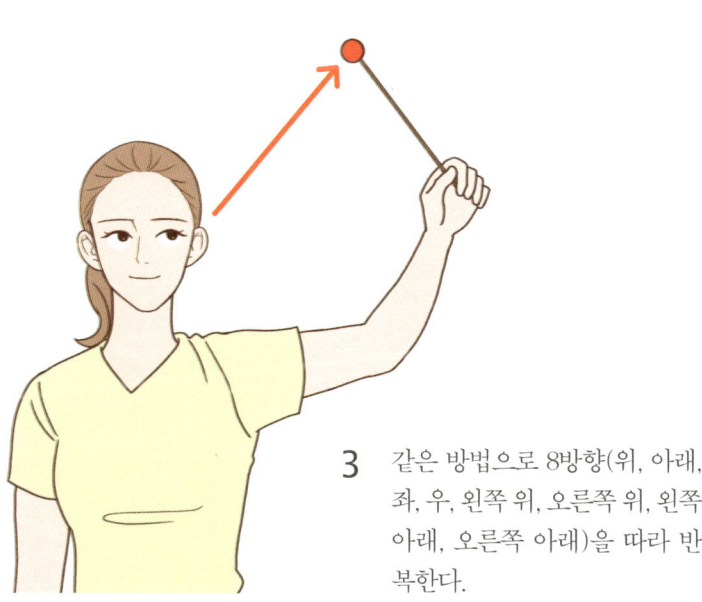

3 같은 방법으로 8방향(위, 아래, 좌, 우, 왼쪽 위, 오른쪽 위, 왼쪽 아래, 오른쪽 아래)을 따라 반복한다.

| 트레이닝 03 | # 원형으로 시선 따라가기 |

눈 주변 근육을 고르게 움직이고, 고정된 시선으로 인해 굳은 눈의 긴장을 풀어주는 운동이다. 시야 전환이 빠르고 부드러워지면서 시선의 유연성이 회복된다.

 외안근 전체를 고르게 자극해 안구 운동의 유연성과 협응력을 높인다.

 1분간 3~5회

1. 오른손으로 시각봉을 들고 5초에 걸쳐 천천히 원을 그리듯 시계 방향으로 돌린다. 이때 눈동자만 시각봉을 따라 움직인다.

2. 회전이 끝나면 눈을 감고 2초간 휴식한 후 5초에 걸쳐 원을 그리듯 반시계 방향으로 돌린다.

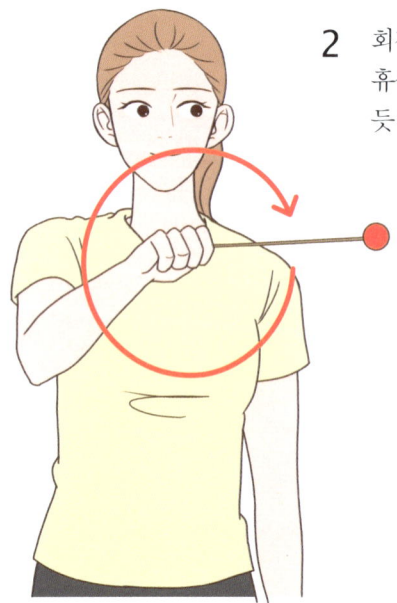

트레이닝 04

나선형으로 시선 따라가기

시각과 균형 감각을 동시에 자극하고 활성화시켜 눈이 공간을 인식하고 예측하는 능력을 키우는 데 효과적이다. 주의력, 패턴 인식력까지 고루 키울 수 있다.

 시각적 공간 추적 능력과 움직임 예측력이 향상된다.

 1분간 3~5회

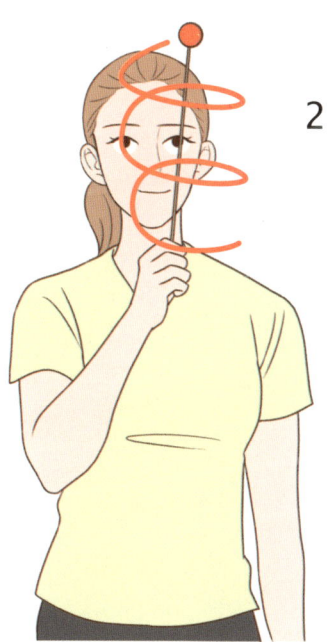

1. 오른손으로 시각봉을 들고 얼굴 앞 약 30cm 거리에 위치시킨다. 위 → 중간 → 아래 방향으로 천천히 나선을 그리는 시각봉을 따라 눈동자만 움직인다.

2. 하향 나선(위 → 아래) 1회, 상향 나선(아래 → 위) 1회를 진행한 뒤 2초간 눈을 감고 휴식한다.

| 트레이닝 05 | **근거리, 원거리 초점 맞추기 1** |

눈의 '줌 기능'을 되살리는 대표적인 조절 훈련이다. 흐려진 시야를 회복하는 데 효과적이며, 시야의 깊이감과 선명도를 높여준다.

 모양체근의 조절력을 회복시켜 초점 전환 속도를 개선한다.

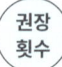 1분간 6~8회

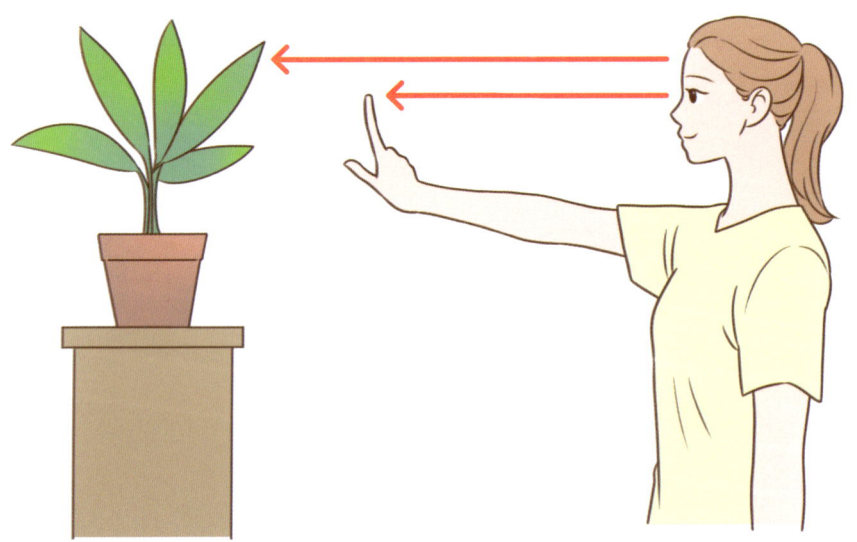

1. 팔을 앞으로 쭉 뻗은 후 검지를 세워 눈높이로 맞춘다. 이때 시선에서 3~5m 떨어진 곳에 사물을 하나 미리 정해둔다.

2. 검지를 2~3초 응시한 후 눈을 감았다가 떠서 먼 사물을 3~4초 응시한다.

트레이닝 06

근거리, 원거리 초점 맞추기 2

거리 감각과 깊이 인식이 좋아지며 공간을 입체적으로 보는 능력이 향상되는 운동이다. 안구 움직임의 균형을 되찾고 눈과 뇌 사이의 감각-운동 반응이 민첩해진다.

운동 효과 : 눈의 초점 전환 능력이 향상되고 눈의 선명도가 올라간다.

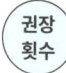
권장 횟수 : 1분간 2세트

1 양손에 시각봉을 들고 왼손은 앞으로 쭉 뻗는다. 오른손의 시각봉은 선명하게 보이는 위치에 놓는다. 이때 시각봉은 눈높이에 맞춘다.

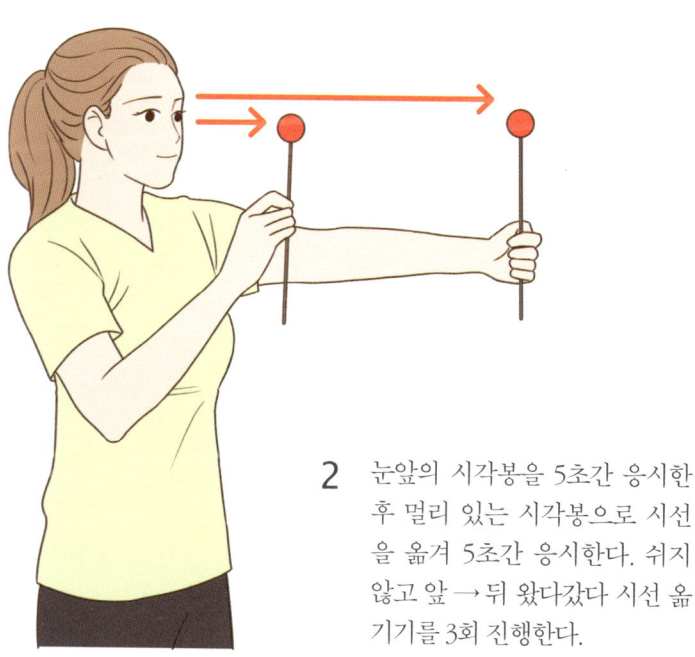

2 눈앞의 시각봉을 5초간 응시한 후 멀리 있는 시각봉으로 시선을 옮겨 5초간 응시한다. 쉬지 않고 앞 → 뒤 왔다갔다 시선 옮기기를 3회 진행한다.

트레이닝 07	**시각봉 당기며 초점 맞추기**

가까운 거리에서의 초점 유지와 시선 정렬을 더욱 정확하게 만드는 운동이다. 시선이 안정되면 깊이 지각과 거리 판단도 함께 개선된다. 이 동작은 감각 통합의 기초 체력을 다지는 데 꼭 필요하다.

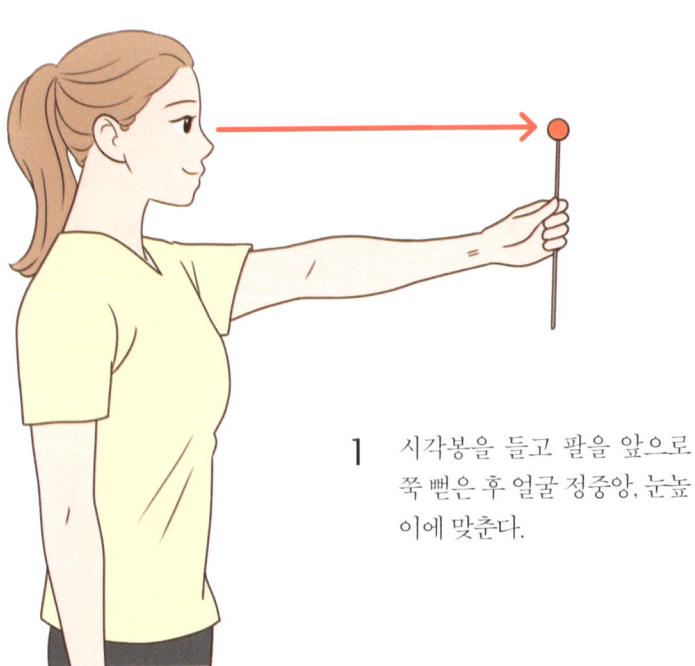

1 시각봉을 들고 팔을 앞으로 쭉 뻗은 후 얼굴 정중앙, 눈높이에 맞춘다.

양쪽 눈이 정확히 같은 지점을 바라보는 수렴 조절력을 강화한다.

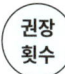 1분간 6~8회

2 두 눈으로 시각봉을 또렷하게 응시한 상태에서 천천히 얼굴 쪽으로, 코끝 10cm 이내까지 가져온다. 이때 두 눈이 초점을 잃지 않는 지점까지 최대한 가까이 당겼다가 다시 처음 위치로 천천히 보낸다.

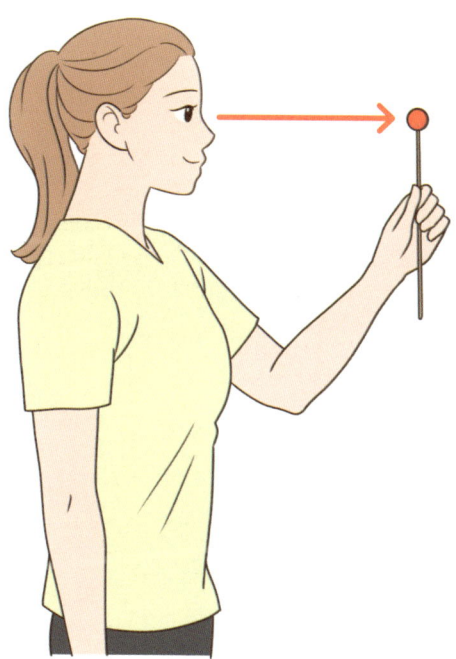

| 트레이닝 08 | **양쪽 시각봉으로 시선 옮기기** |

가까운 사물에 초점을 정확히 맞추는 능력을 길러주는 훈련이다. 두 눈이 하나처럼 움직일 수 있도록 협응력을 키워주며, 물체 간 간격 해석 능력이 정교해진다.

1 양손에 시각봉을 하나씩 들고 어깨너비로 벌린다. 탁구 치듯 눈동자를 왼쪽 → 오른쪽 방향으로 천천히 5회 왔다 갔다 한 후 눈을 감고 2초간 휴식한다.

> **TIP**
> 시각봉은 선명하게 보이는 지점에 위치시킨다.

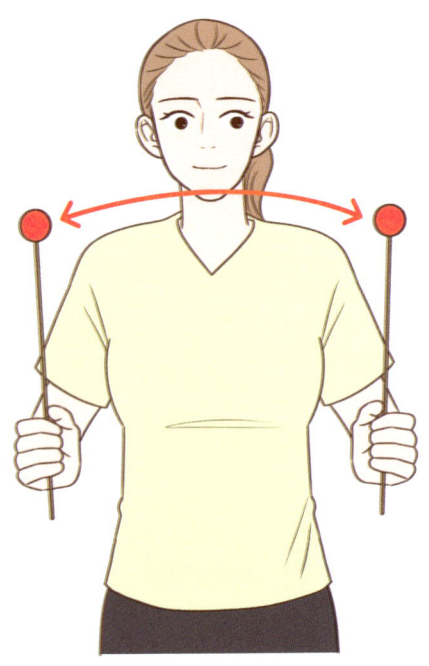

운동 효과 조절근이 수축과 이완을 반복하면서 유연성이 회복되고 시야 전환 능력이 향상된다.

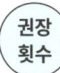 **권장 횟수** 1분간 3~5세트

2 이번에는 시각봉을 위아래로 벌린다. 같은 방법으로 눈동자를 위 → 아래 방향으로 천천히 5회 왔다 갔다 한 후 눈을 감고 2초간 휴식한다.

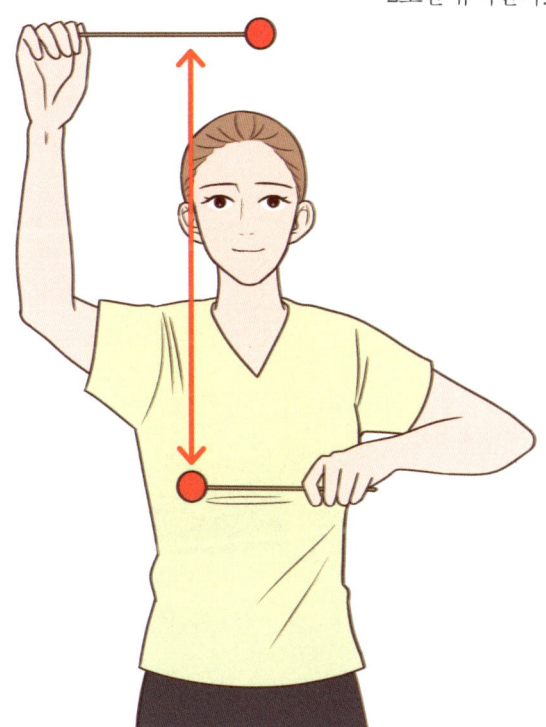

트레이닝 09 · 브록 스트링 활용해 시선 옮기기

눈의 수렴 조절력과 융합력을 향상시키는 훈련이다. 특히 겹쳐 보이는 현상을 감소시키는 데 도움을 주며, 거리 감각과 깊이 인식을 정밀하게 조정하는 데 효과적이다.

시야 중심의 정렬 능력을 회복시키고 시선 고정력을 강화한다.

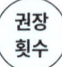
1분간 2회

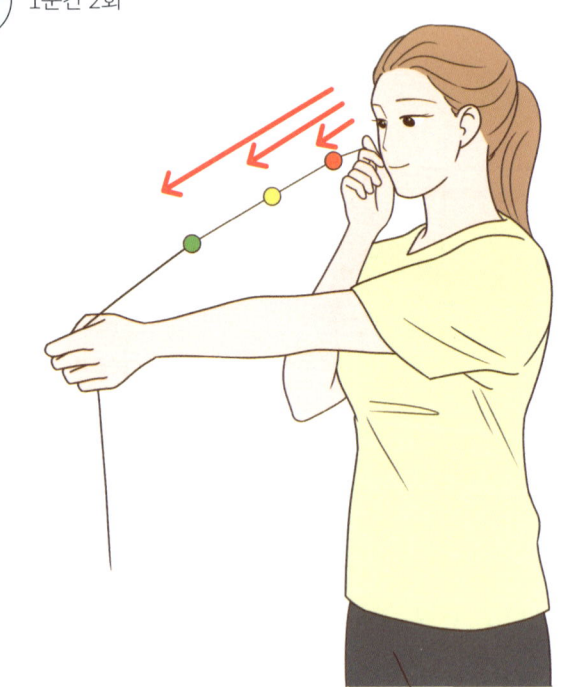

1. 양손으로 브록 스트링의 양끝을 잡고, 브록 스트링의 한쪽 끝을 콧등 아래에 고정한다.
2. 가까운(빨강) → 중간(노랑) → 먼(초록) 거리 순으로 각 구슬을 5초간 응시한다. 2회 왕복한 후 눈을 감고 5초간 휴식한다.

PLUS EXERCISE
브록 스트링 2개로 시선 고정하기

그림처럼 2개의 브록 스트링을 교차해 놓은 상태에서 시작한다.
① 가장 가까운 구슬을 10초간 응시한다. 이때 해당 지점에서 양쪽 줄이 X자 형태로 정확히 교차하는지 확인한다.
② 이어서 중간에 있는 구슬로 초점을 이동해 시선을 10초간 고정한 후 가장 먼 거리의 구슬로 다시 시선을 이동해 10초간 응시한다.

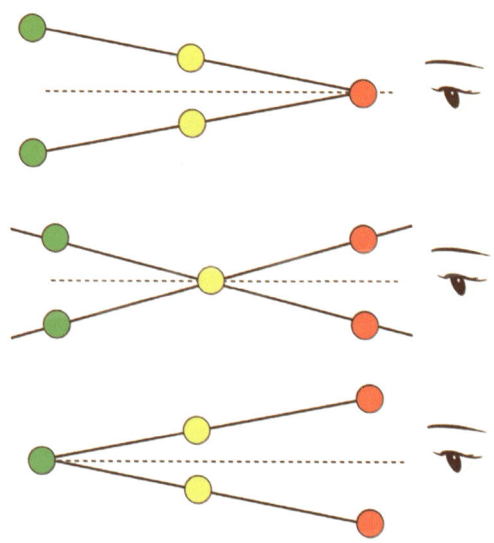

브록 스트링
수렴력과 융합력, 시선 정렬 능력을 동시에 강화하기 위해 고안된 행동 시각 훈련 도구다. 간단한 구조지만 양쪽 눈의 협응력과 입체시를 훈련하는 데 매우 효과적이라 시각 재활 현장에서 널리 활용되고 있다.

만드는 방법 : 굵은 실에 구슬 3개(빨강, 노랑, 초록)를 10~15cm 간격으로 끼운다. 이때 구슬이 움직이지 않도록 중간중간 매듭을 짓거나 본드로 고정한다.

| 트레이닝 10 | **바렐 카드 활용해 초점 맞추기** |

카드에 그려진 빨간색과 녹색의 사다리꼴 도형과 점이 정확히 하나로 겹쳐 보이도록 만드는 시각 통합 훈련이다. 초점 조절력이 회복되며 입체감과 거리 인식의 정확도가 높아진다.

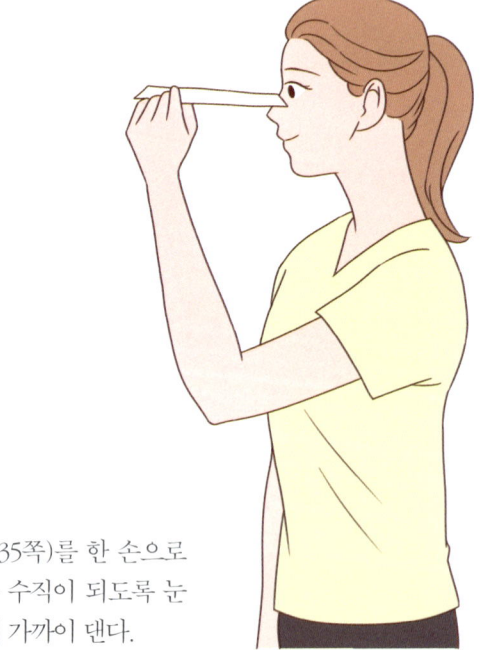

1. 바렐 카드(235쪽)를 한 손으로 잡고 얼굴과 수직이 되도록 눈과 코 사이에 가까이 댄다.

바렐 카드
프레드릭 브록 박사의 수렴·융합 훈련 이론을 기반으로 만든 행동 시각 훈련 도구로, 미국의 시각 훈련 전문가들에 의해 임상 현장에서 실용화되었다.

운동 효과 양쪽 눈으로 들어오는 시각 정보를 정확히 융합하는 능력과 시선 정렬 능력이 향상된다.

 권장 횟수 1분간 2~3회

> **TIP**
> · 초보자는 가운데 점만 먼저 응시한 후 위·아래로 확장하는 것이 좋다.
> · 처음에는 도형이 흔들리거나 겹치지 않아도 괜찮다. 반복할수록 융합 가능성이 높아진다.
> · 색 도형이 두 개로 보이거나 어긋난다면 수렴 기능이 약하다는 신호다. 반복 훈련을 하면 개선된다.

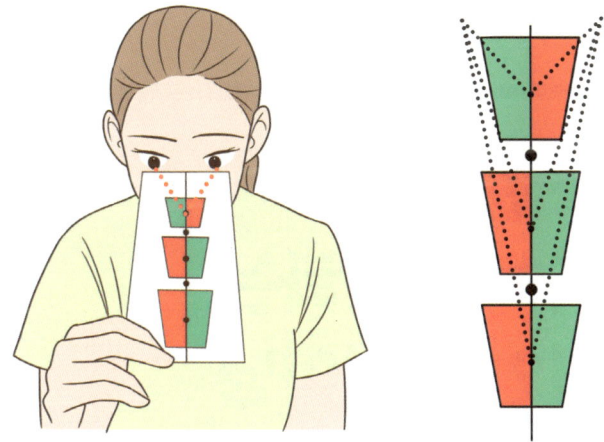

2 녹색 도형은 오른쪽 눈, 빨간색 도형은 왼쪽 눈에만 보이도록 위치를 맞춘 후 카드의 가운데 검은 점을 5초간 응시한다. 이때 양쪽 색 도형이 완전히 겹쳐져 하나로 보이는지 확인한다.

3 가까운 점 → 가운데 점 → 먼 점을 차례대로 5초씩 응시하며 각각의 위치에서 양쪽 색 도형의 융합을 시도한다. 눈을 감고 5초간 휴식한다.

CHAPTER 2

몸과 눈을
동시에 단련하는
동적인 트레이닝

동적인 트레이닝의 목적은 몸이 움직이는 상황에서도 눈이 중심을 잃지 않고 기능을 수행할 수 있도록 만드는 데 있다. 걷는 동안 시선을 유지하거나 고개를 돌려도 눈은 고정된 대상을 바라보는 식의 반복 훈련은 전반적인 자세 안정성과 공간 인식력 회복, 주의 집중력 강화에 도움이 된다.

이 장에서 소개하는 동적 트레이닝은 크게 두 가지 흐름으로 구성되어 있다. 하나는 낙상 예방과 균형 강화에 중점을 둔 움직임이다. 일자로 걷기, 한 발로 서서 고개 움직이기, 뒤꿈치 들고 시선 고정하며 걷기 등의 동작은 시선 고정 능력과 하체 안정성을 동시에 길러준다. 이는 노년기 낙상 위험을 줄이고 균형 감각을 회복하는 데 매우 효과적이다.

다른 하나는 시각-운동 반응을 훈련하는 고난도 동작이다. 공을 던지고 받으며 눈과 손의 협응력을 높이거나 스쿼트 동작과 함께 반사 반응을 유도하는 운동은 일상에서 갑작스럽게 마주치는 상황에 대한 빠른 반응력을 키우는 데 도움이 된다.

| 트레이닝 11 | ## 정면 보며 일자로 걷기
낙상 예방 |

줄 위를 걷듯 발끝과 뒤꿈치를 한 줄로 맞대며 걷는 정렬 보행 훈련이다. 균형을 유지하기 때문에 몸 전체의 협응 능력이 높아지고 자세 교정 효과를 기대할 수 있다.

 보행 중 시각과 전정계를 통합하는 능력이 향상되고 체간 안정성을 키울 수 있다.

 1분간 반복

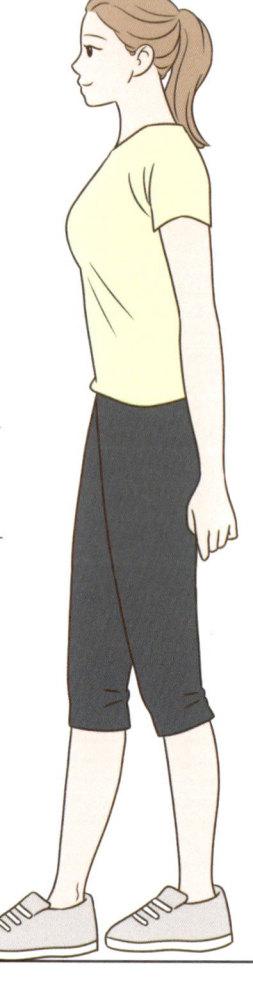

1. 바르게 서서 마치 줄 위를 걷듯 뒷발의 발끝이 앞발의 뒤꿈치에 닿도록 천천히 일직선으로 걷는다. 이때 시선은 정면을 바라본다.

트레이닝 12 — 뒤꿈치 들고 시선 고정하며 걷기

낙상 예방

종아리 근육을 활성화하고 시각적 안정성과 균형 감각을 동시에 훈련할 수 있는 운동이다. 특히 낙상 위험을 줄이고 걷는 자세의 안정성을 높이는 데 효과적이다.

운동 효과 시선 고정 능력과 균형 조절 능력이 함께 향상된다.

권장 횟수 1분간 반복

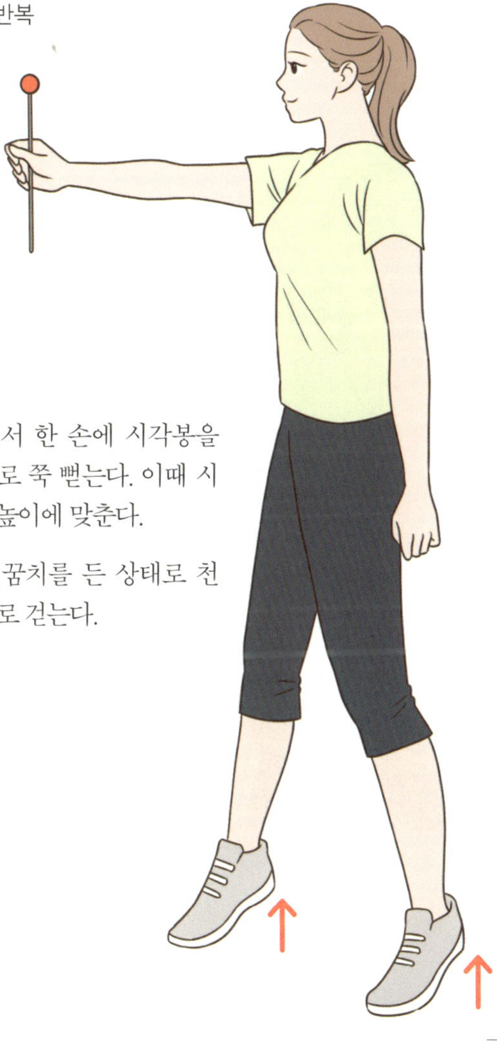

1. 바르게 서서 한 손에 시각봉을 들고 앞으로 쭉 뻗는다. 이때 시각봉은 눈높이에 맞춘다.
2. 양발의 뒤꿈치를 든 상태로 천천히 앞으로 걷는다.

트레이닝 13 | # 시선 고정한 채 고개 움직이기

고개를 움직이는 동안에도 눈의 초점을 흔들림 없이 유지할 수 있게 도와주는 운동이다. 눈, 목, 전정기관의 협응력을 강화하고 시선 흔들림, 어지럼증을 개선해준다.

1. 바르게 서서 시각봉을 든 손을 앞으로 쭉 뻗은 후 눈높이에 위치시킨다. 눈동자를 시각봉에 고정한 상태로 고개만 위아래로 천천히 8~10회 움직인다.

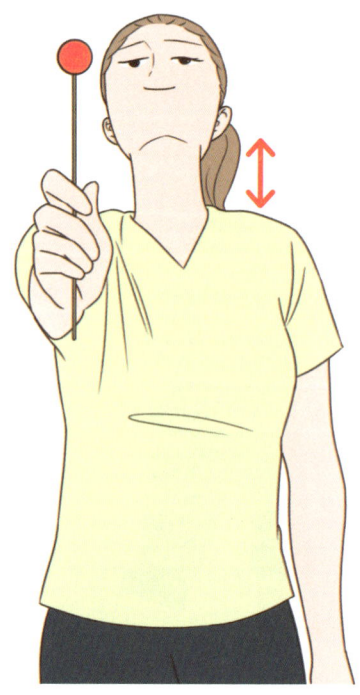

움직임 속에서의 시선 고정 능력이 향상되고, 시각적 집중력도 높아진다.

1분간 2~3세트

2 이번에는 시선을 흐트러뜨리지 않고 시각봉을 응시한 상태로 고개만 좌우로 천천히 8~10회 움직인다.

> **TIP**
> 중간에 어지럽거나 시선이 흔들리면 눈을 감고 잠시 쉬었다가 다시 시작한다.

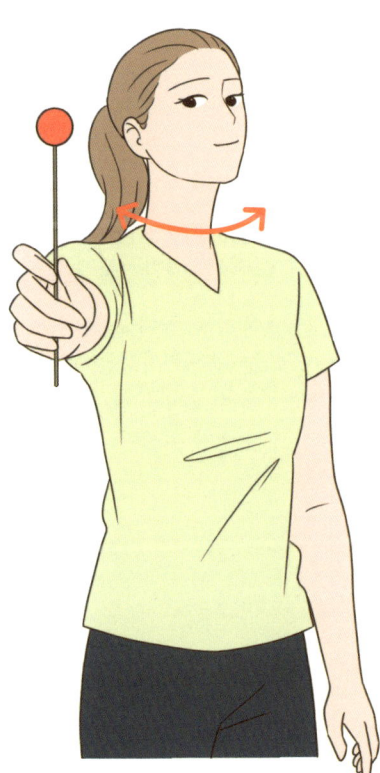

| 트레이닝 14 | **한 발로 서서 고개 상하좌우로 움직이기** 낙상 예방 |

한 발로 서도 몸이 흔들리지 않도록 눈과 중심 감각을 동시에 사용하는 훈련이다. 중심을 잡고 집중하는 과정에서 체간 안정성과 집중력 강화에 긍정적인 영향을 준다.

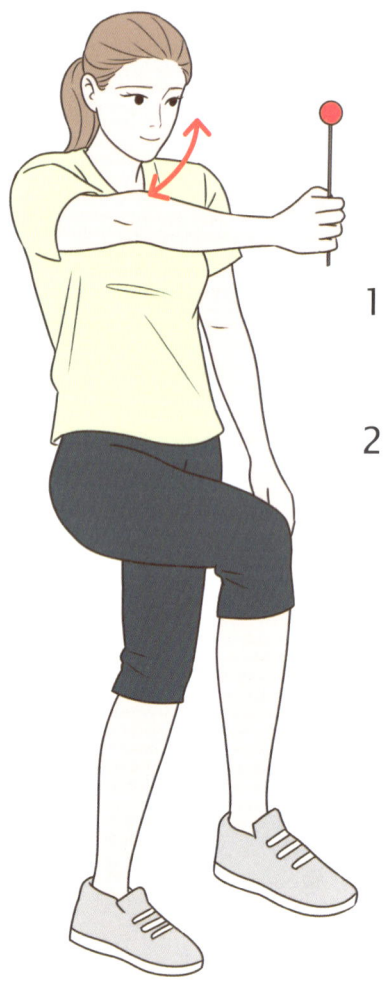

1. 바르게 서서 시각봉을 든 오른손을 앞으로 쭉 뻗은 후 눈 높이에 위치시킨다.

2. 오른쪽 다리를 들어 올린 후 눈동자를 시각봉에 고정한 상태로 고개를 천천히 위아래로 10초간 움직인다.

운동 효과 전신의 균형 감각을 깨우고 감각-운동 협응력이 향상된다.

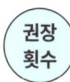
권장 횟수 1분간 2~3세트

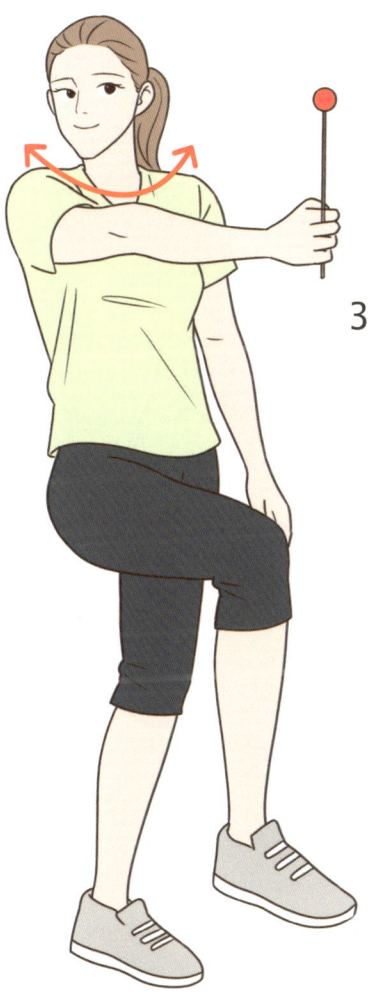

3 이번에는 눈동자를 시각봉에 고정한 상태로 고개를 천천히 좌우로 10초간 움직인다. 같은 방법으로 반대쪽도 실시한다.

| 트레이닝 15 | **허리 움직이며 시선 고정하기** |

상체를 숙였다 펴고 좌우로 회전하는 동안에도 시선을 흔들림 없이 유지하도록 훈련하는 동작이다. 눈-몸의 협응력을 강화하는 동시에 척추를 유연하게 만드는 데 좋다.

1 다리를 앞뒤로 벌리고 서서 시각봉을 든 손을 앞으로 뻗은 후 눈높이에 위치시킨다.

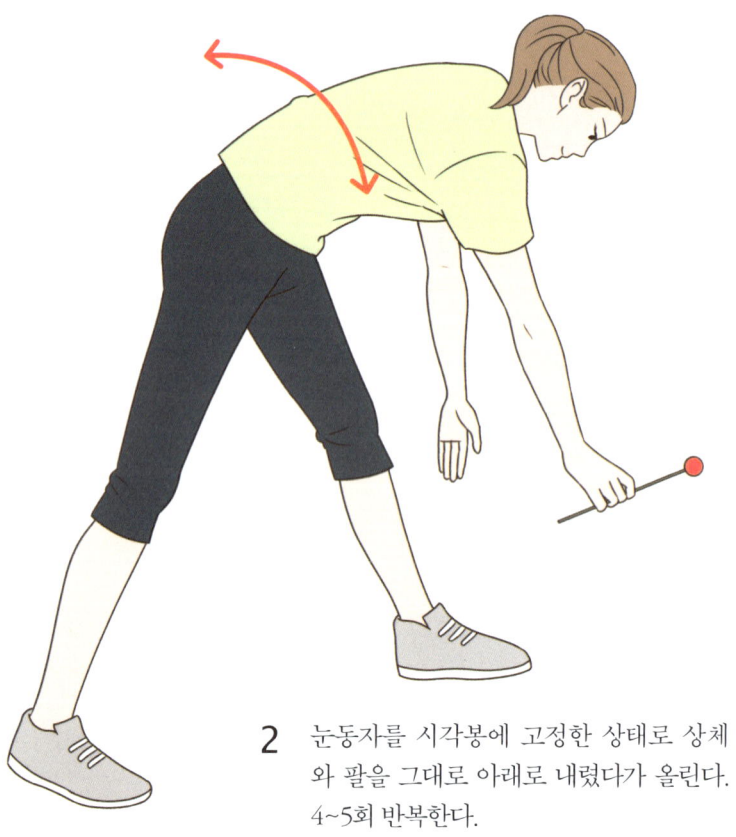

2 눈동자를 시각봉에 고정한 상태로 상체와 팔을 그대로 아래로 내렸다가 올린다. 4~5회 반복한다.

시선 고정력, 중심 감각, 공간 인식력이 전반적으로 강화된다.

 1분간 2~3세트

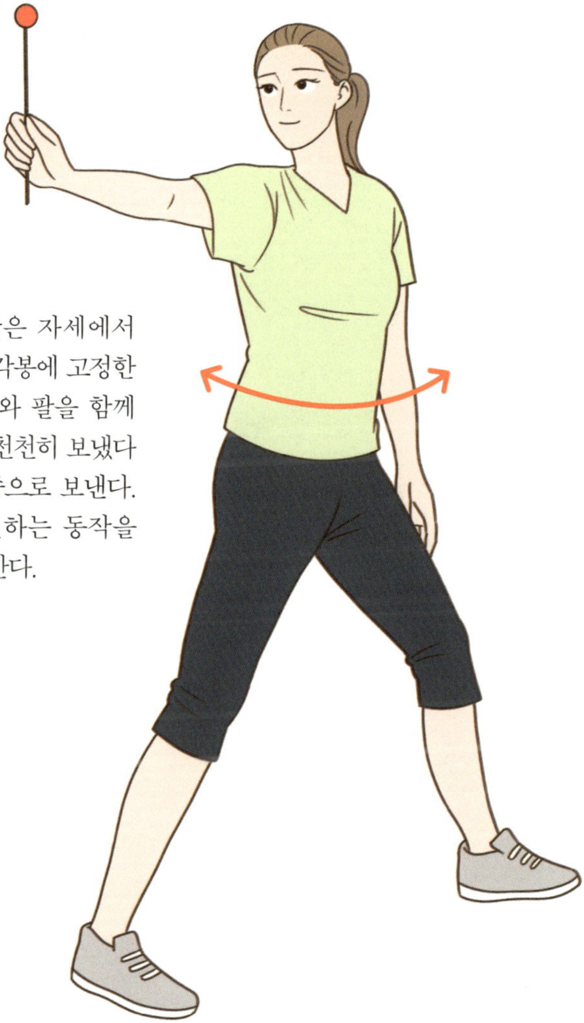

3 이번에는 같은 자세에서 눈동자를 시각봉에 고정한 상태로 상체와 팔을 함께 오른쪽으로 천천히 보냈다가 다시 왼쪽으로 보낸다. 좌우로 회전하는 동작을 4~5회 반복한다.

트레이닝 16

시선 고정한 채 발 내딛기

낙상 예방

움직일 때도 균형을 잘 잡을 수 있도록 도와주는 이 훈련은 하체의 반응 속도와 시선 조절 능력을 키워 넘어지는 것을 예방하고 걷는 자세를 더 안정되게 만들어준다.

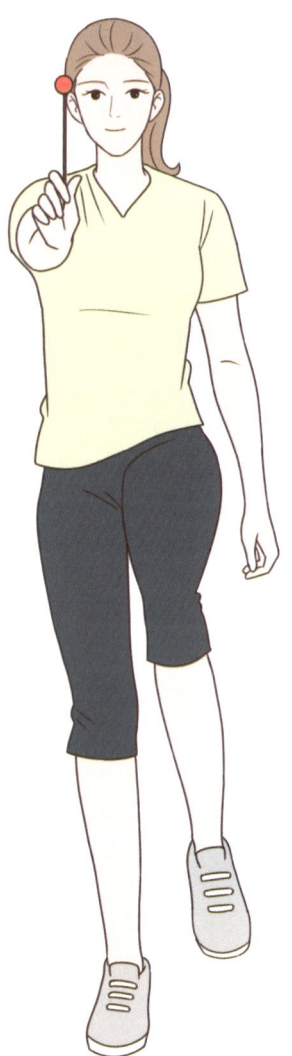

1. 바르게 서서 시각봉을 든 오른손을 앞으로 쭉 뻗은 후 눈높이에 위치시킨다. 왼쪽 무릎을 구부려 다리를 들어 올린다.

균형을 유지하는 감각을 길러주며 눈과 몸이 함께 움직이는 협응력이 향상된다.

1분간 2~3세트

2   들어 올린 왼발을 왼쪽으로 크게 내디디며 오른팔도 같은 방향으로 길게 뻗는다. 이때 시선은 끝까지 시각봉을 따라간다. 다리를 들어 올렸다가 내딛는 동작을 10초간 반복한 후 반대쪽도 같은 방법으로 실시한다.

| 트레이닝 17 | **공 던지고 받기** |

공의 움직임을 끝까지 시선으로 따라가면서 공간 인식력과 감각-운동 조절력이 함께 향상된다. 시야가 산만하거나 공간 인식이 흐릴 때 도움이 되는 운동이다.

1 바르게 서서 오른손으로 공을 앞으로 가볍게 던졌다가 오른손으로 잡는다. 이때 눈은 공의 움직임을 끝까지 추적한다. 10회 반복한 후 왼손도 같은 방법으로 실시한다.

눈-손의 협응력과 반사 반응 속도를 높이고, 시각 추적 능력과 집중력이 향상된다.

 1분간 2~3세트

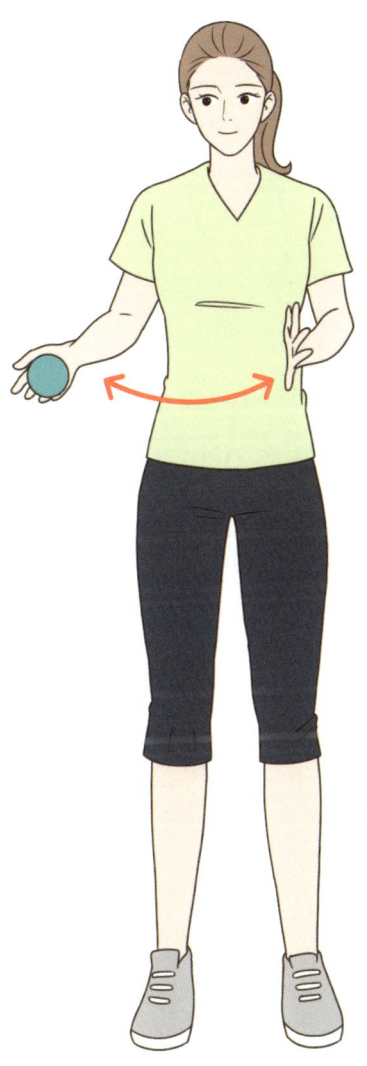

2 이번에는 오른손으로 공을 던지고 왼손으로 잡는 동작을 10회 반복한다. 눈은 공의 궤도를 따라가며 끝까지 시선을 유지한다.

트레이닝 18

스쿼트하며 떨어지는 공 잡기 1

낙상 예방

공을 눈앞에서 수직으로 떨어뜨리자마자 스쿼트를 하며 공을 잡는 동작이다. 눈으로 빠르게 낙하물을 추적하고 손으로 받아내는 과정에서 시각 자극과 신체 반응이 동시에 활성화된다. 낙상과 같은 위험한 상황에서 즉각적인 반응을 유도하는 운동이다.

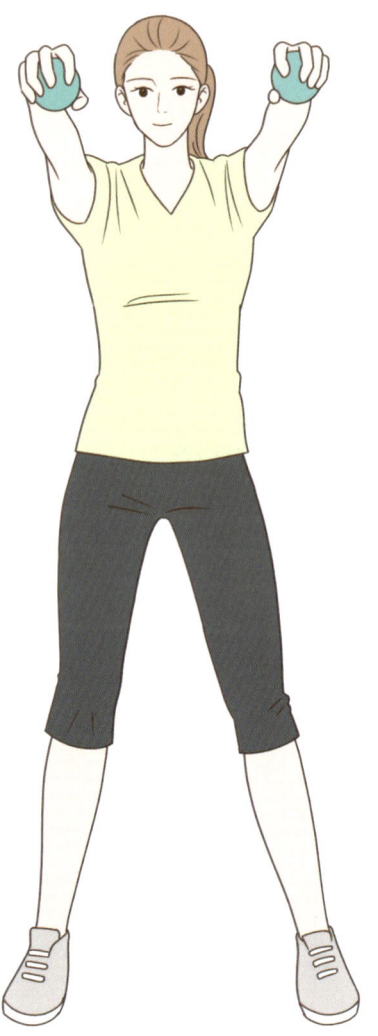

1 두 발을 어깨너비보다 넓게 벌리고 선다. 양손으로 공을 잡은 후 팔을 앞으로 쭉 뻗는다.

운동 효과 신체 전체의 반사 대응 능력이 향상된다. 눈과 손의 반응 속도를 빠르게 하고 하체 근력과 감각 반사를 함께 단련할 수 있다.

권장 횟수 1분간 반복

2. 공을 수직으로 떨어뜨리는 동시에 스쿼트를 하며 양손으로 공을 잡는다. 공을 떨어뜨리고 스쿼트하며 받는 동작을 1분간 반복한다.

> **TIP**
> 공은 가능한 한 몸 앞 중앙으로 떨어뜨리고 시선은 끝까지 공을 추적한다.

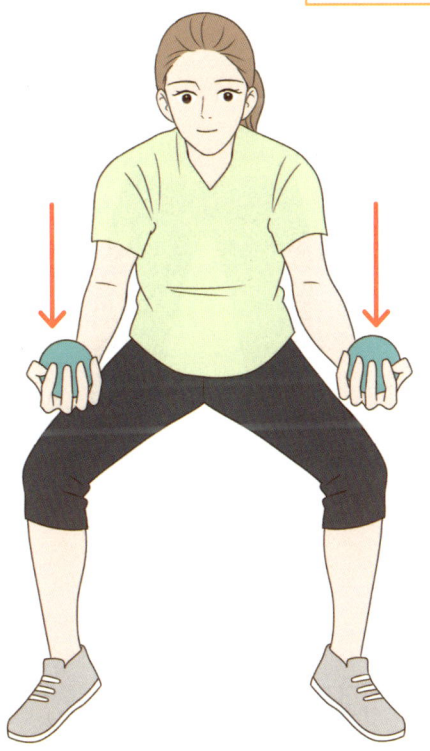

트레이닝 19	**스쿼트하며 떨어지는 공 잡기 2**
	낙상 예방

팔을 교차한 상태에서 공을 떨어뜨리자마자 스쿼트하면서 공을 잡는 고난도 반응 훈련이다. 예측하기 어려운 상황에서 즉각적으로 반응하는 능력을 기르는 데 유용하다.

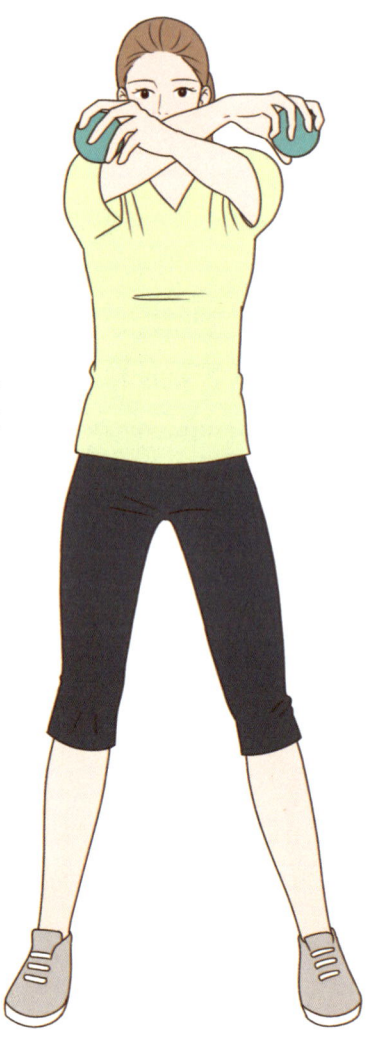

1 두 발을 어깨너비보다 넓게 벌리고 선다. 양손으로 공을 잡은 후 두 팔을 앞으로 쭉 뻗어 교차한다.

운동 효과 눈과 손의 협응력은 물론 비정형 움직임에 대한 적응력을 높일 수 있다.

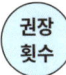 **권장 횟수** 1분간 반복

2 공을 수직으로 떨어뜨리는 동시에 스쿼트를 하며 양손으로 공을 잡는다. 교차한 팔을 풀면서 중심을 잃지 않도록 주의하며 1분간 반복한다.

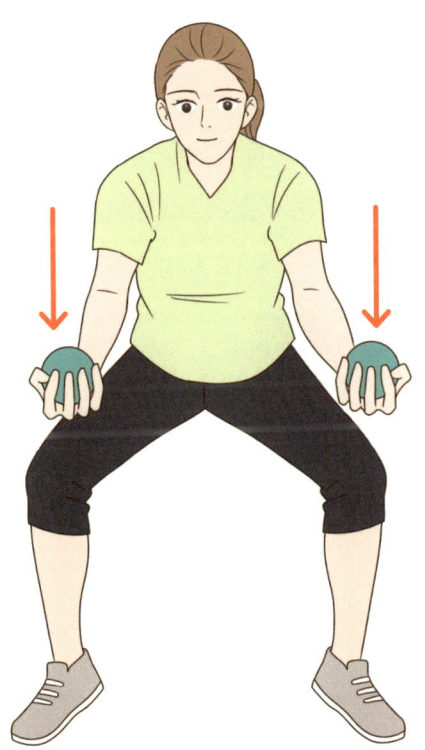

SPECIAL PAGE _ 낙상 예방 운동

낙상 불안 없는 몸과 눈 만들기

예측하기 어려운 상황이나 낙상과 같은 위험한 상황을 대비하려면 균형 유지 감각과 즉각적으로 반응하는 능력이 필요하다. 그러려면 시선을 고정하거나 움직이는 물체를 끝까지 추적하는 능력을 먼저 갖춰야 한다. 눈과 몸을 함께 훈련하는 낙상 예방 운동은 시각 주의력, 중심 감각과 공간 인식 능력, 반응 속도를 종합적으로 향상시킨다. 하루 3분 꾸준히 운동해보자.

| 트레이닝 11 | **정면 보며 일자로 걷기** (162쪽) |

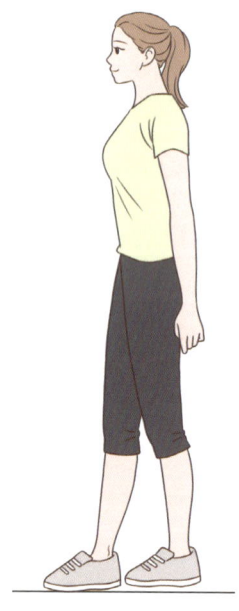

트레이닝 12 뒤꿈치 들고 시선 고정하며 걷기 (163쪽)

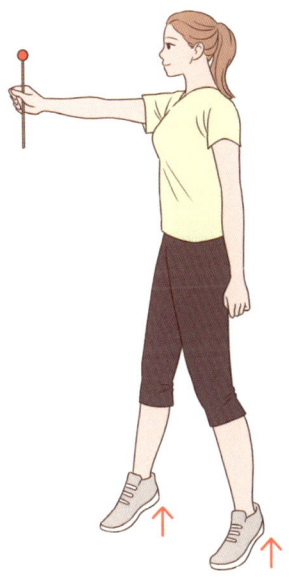

트레이닝 14 한 발로 서서 고개 상하좌우로 움직이기 (166쪽)

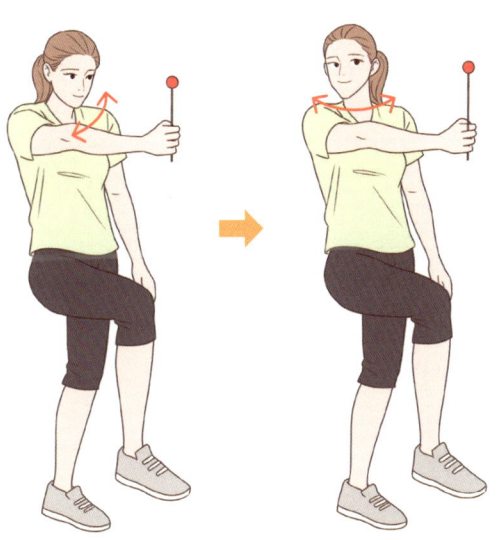

트레이닝 16 | 시선 고정한 채 발 내딛기 (170쪽)

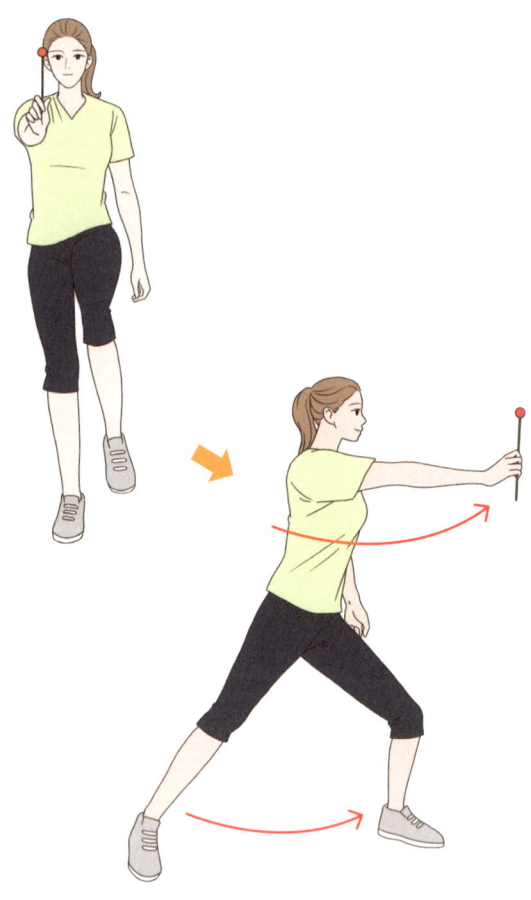

트레이닝 18 스쿼트하며 떨어지는 공 잡기 1 (174쪽)

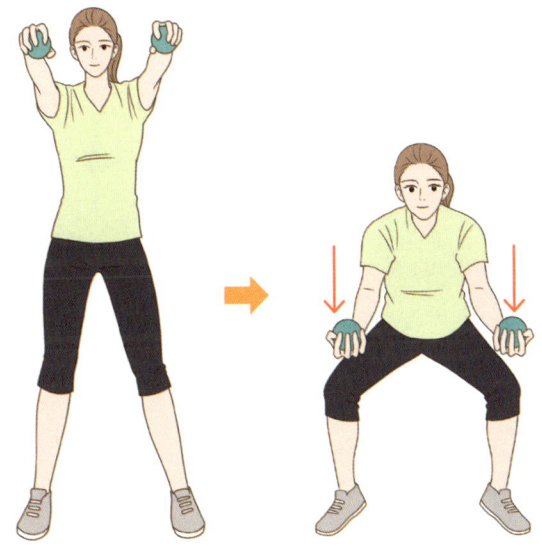

트레이닝 19 스쿼트하며 떨어지는 공 잡기 2 (176쪽)

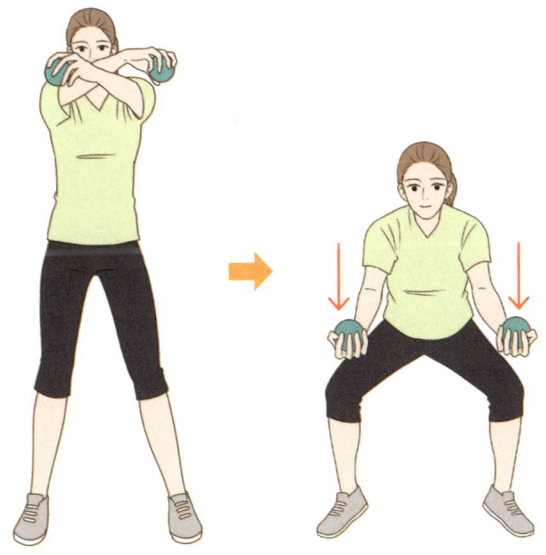

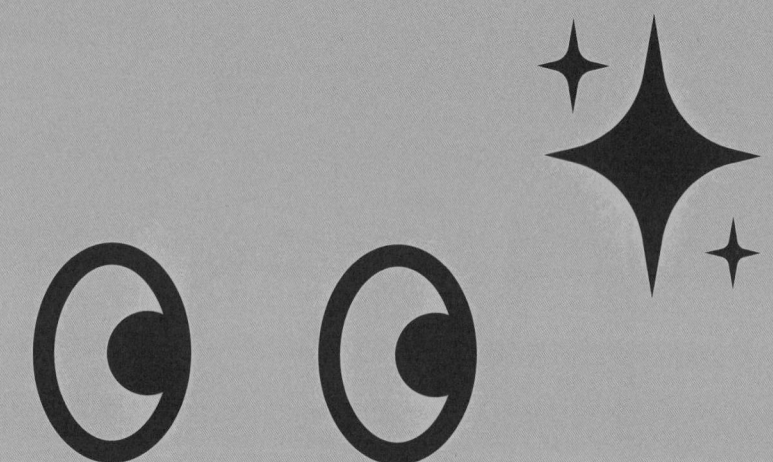

PART 6

노안 늦추고

자세까지 교정되는

부위별 운동

CHAPTER 1

거북목을 C자형으로 되돌리는
목 운동

노안을 늦추는 목 운동의 핵심은 정렬과 이완이다

경추는 눈으로 가는 신경과 혈관이 지나가는 통로다. 거북목처럼 목의 정렬이 흐트러지면 시각 정보 전달이 원활하지 못하고 눈의 초점이 잘 맞지 않는다. 따라서 경추의 흐름을 회복하는 것은 눈의 기능을 오랫동안 유지하기 위한 중요한 시작점이다.

- 수건을 활용한 턱 당기기와 목 움직임 조절 운동은 뻣뻣해진 경추 주위의 근육을 이완시키고 잘못된 정렬을 바로잡는 데 효과적이다. 거북목이나 긴장된 어깨 근육으로 인해 발생하는 눈의 부담도 줄일 수 있다.

- 턱을 당기거나 목을 좌우로 움직이는 동작은 뇌와 눈을 연결하는 중심축의 안정성을 회복시킨다. 이때 시선을 고정하면 시각계와 전정계가 함께 활성화되어 눈-몸 협응력을 높이는 데 도움이 된다.

- 목의 앞 근육과 옆 근육을 부드럽게 늘이는 스트레칭은 경부 혈류를 개선하고, 머리와 눈의 균형을 되찾는 데 기여한다. 누운 자세에서 목을 당기는 동작은 정밀한 근육 제어 능력을 길러준다.

목 운동 01 | # 수건 활용해 턱 당기기

거북목으로 인해 생기는 눈의 피로와 어깨 결림을 완화시켜주는 동작이다. 뒷목에 전달되는 적절한 저항은 자세를 교정하는 효과가 있고, 눈과 머리의 균형을 회복시키는 데 도움이 된다.

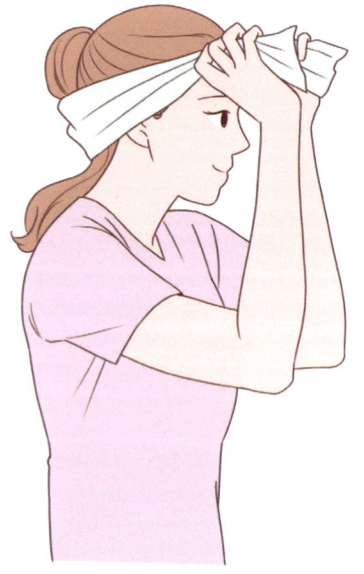

1 수건을 길게 접어 뒤통수에 걸친 뒤 양손으로 수건의 양끝을 가볍게 당겨 잡는다. 이때 척추는 곧게 펴고 시선은 정면을 향한다.

운동효과 경추의 정렬에 도움을 주며 목 주변 근육의 긴장을 해소한다.

 권장횟수 3~5회

TIP
머리를 뒤로 젖히거나 기울이지 않고 턱만 안쪽으로 당기는 느낌으로 진행한다.

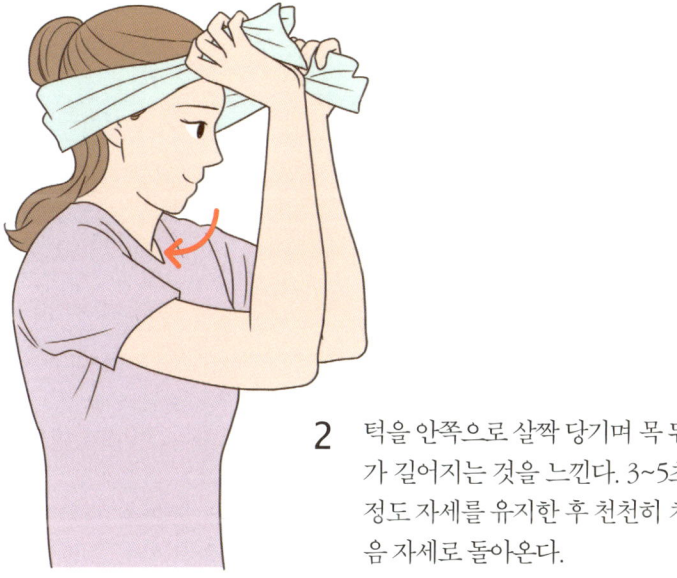

2 턱을 안쪽으로 살짝 당기며 목 뒤가 길어지는 것을 느낀다. 3~5초 정도 자세를 유지한 후 천천히 처음 자세로 돌아온다.

목 운동 02	# 수건 잡고 다양한 방향으로 목 움직이기

목의 유연성과 안정성을 높이며, 시신경 경로를 부드럽게 풀어주는 데 도움을 준다. 수건을 고정점으로 활용함으로써 자세의 흔들림을 줄일 수 있다.

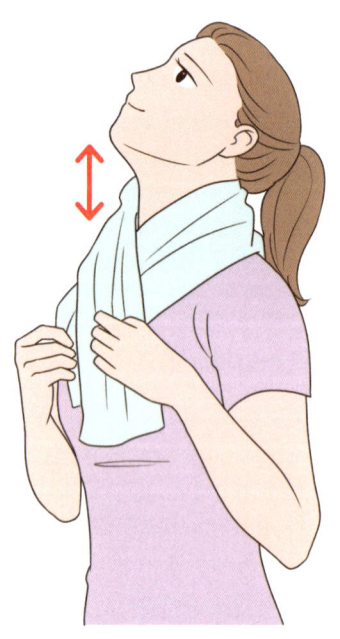

1   수건 두 장을 길게 두 번 접어 겹친 후 목에 감고 가슴 앞에서 교차해 양손으로 수건의 양끝을 잡는다. 고개를 천천히 아래로 숙였다가 위로 젖히는 동작을 4회 반복한다. 이어서 머리를 오른쪽과 왼쪽으로 번갈아 기울이는 동작을 천천히 4회 반복한다.

운동 효과 목 근육과 관절의 가동 범위를 넓히고, 과도하게 긴장된 부위를 이완시킨다.

 권장 횟수 3가지 동작 4회씩

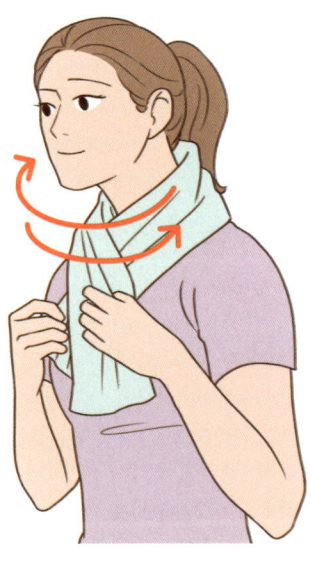

2 이번에는 목을 앞으로 쭉 뺀 상태에서 오른쪽으로 원을 그리듯 4회 회전한다. 같은 방법으로 왼쪽으로 4회 회전한다.

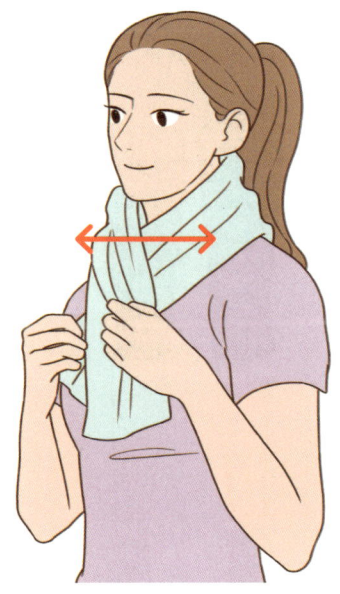

3 마지막으로 목을 앞으로 내민 상태에서 좌우로 수평 이동하듯 움직인다. 머리는 최대한 기울이지 않고 시선은 정면을 응시한 상태로 4회 반복한다.

목 운동 03 | 목 앞 근육과 옆 근육 늘이기

뇌로 향하는 경부 혈류를 개선하는 데 효과적인 동작이다. 특히 장시간 고정된 자세로 인해 수축된 목 근육을 풀어주고, 시각 신경과 연결된 부위의 긴장을 완화해준다.

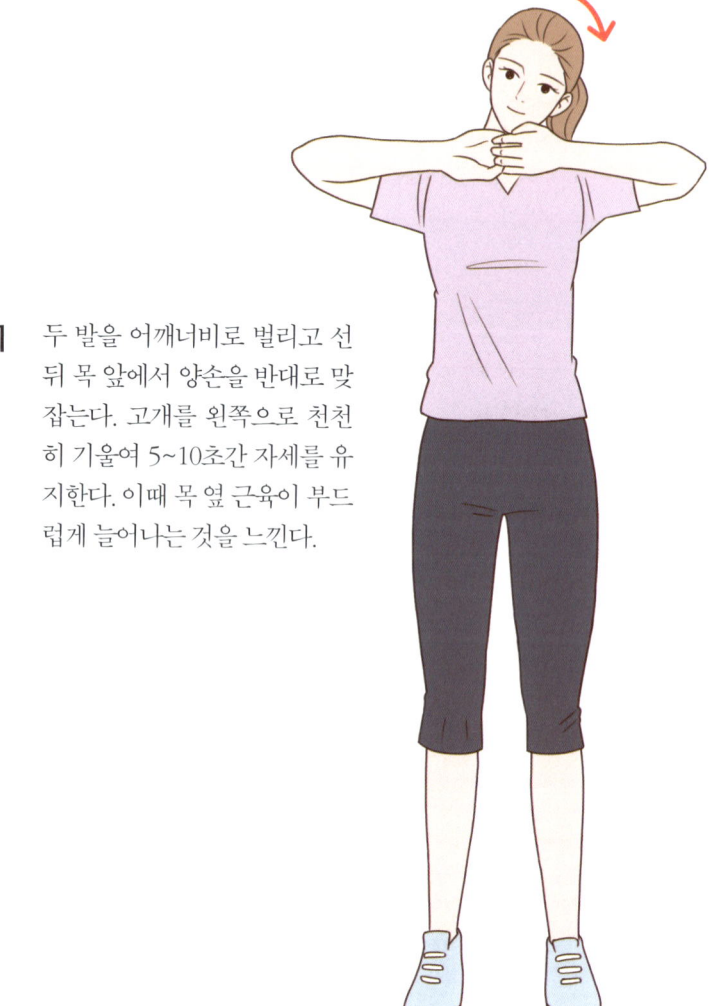

1. 두 발을 어깨너비로 벌리고 선 뒤 목 앞에서 양손을 반대로 맞잡는다. 고개를 왼쪽으로 천천히 기울여 5~10초간 자세를 유지한다. 이때 목 옆 근육이 부드럽게 늘어나는 것을 느낀다.

운동효과 목 앞쪽의 흉쇄유돌근과 목 옆쪽의 사각근을 풀어주고, 눈으로 이어지는 긴장을 덜어낸다.

 권장횟수 좌우 왕복 4회

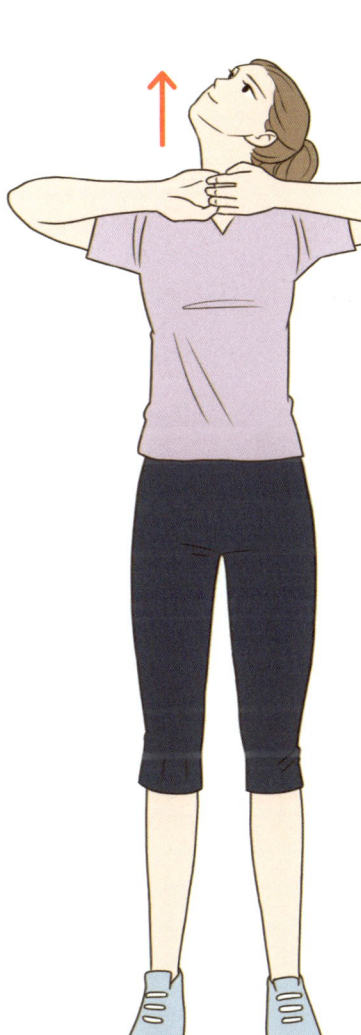

TIP
고개를 과도하게 젖히거나 억지로 당기지 않도록 주의한다.

2. 그 상태에서 천장으로 턱을 길게 뽑아내듯 고개를 위로 천천히 들어 올린다. 시선은 자연스럽게 천장을 바라보고, 목 앞쪽 근육이 늘어나는 감각을 느끼며 5~10초간 자세를 유지한다. 반대쪽도 같은 방법으로 실시한다.

| 목 운동 04 | **누워서 목 당기기** |

목 앞쪽의 심부 근육을 자극해 근력과 지지력을 키우는 동작이다. 거북목이나 경추 불안정 증상이 있는 사람에게 필요한 운동으로, 목뼈 주변의 미세한 불균형을 바로잡는 데 도움이 된다.

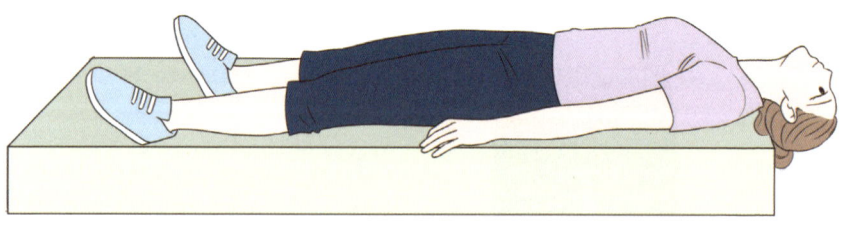

1 머리가 침대 밖으로 살짝 떨어지도록 침대 끝에 눕는다. 양팔은 쭉 펴서 몸 옆에 편하게 두고 전신의 긴장을 푼다.

거북목 증상이 완화되고 경추의 안정성이 높아진다.

 3~5회

> **TIP**
> 턱을 당길 때 반동을 주거나 머리를 갑자기 들면 안 된다. 목의 긴장 상태를 느끼면서 천천히 들어 올리고 천천히 내린다.

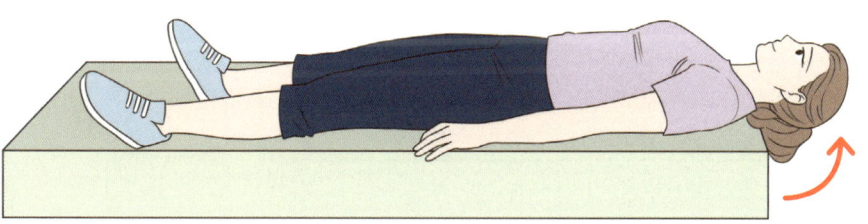

2   숨을 내쉬면서 턱을 가슴 쪽으로 부드럽게 당기며 고개를 천천히 들어 올린다. 이중턱을 만드는 느낌으로 목 앞쪽을 조이며 5~10초간 자세를 유지한 뒤 다시 천천히 머리를 내린다.

| 목 운동 05 | **옆으로 누워서 머리 들어 올리기** |

집에서 쉽게 할 수 있는 목 균형 강화 운동이다. 양쪽 어깨 높이 차이, 머리 기울기, 안면 비대칭 등의 자세 왜곡을 바로잡아준다.

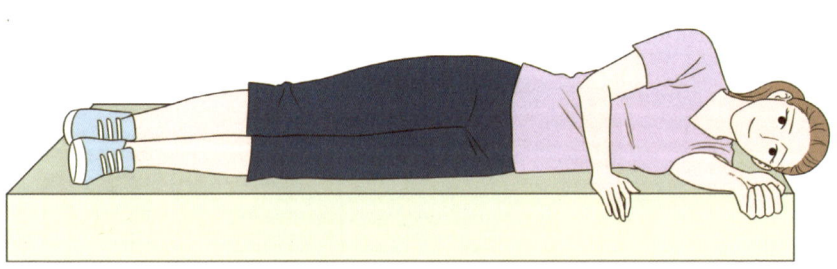

1   머리가 침대 밖으로 살짝 떨어지도록 옆으로 눕는다. 이때 위쪽 팔은 자연스럽게 구부려 몸 앞쪽 바닥을 짚고, 아래쪽 팔은 앞으로 뻗어 몸의 균형을 잡는다.

운동 효과 목의 측면 근육을 활성화시켜 머리와 몸의 좌우 균형을 잡는 데 도움을 준다.

 권장 횟수 3~5회

TIP
머리를 들어 올릴 때 반동을 사용하지 않고 근육의 수축만으로 머리를 올려야 한다. 고개가 돌아가거나 턱이 들리지 않도록 주의한다.

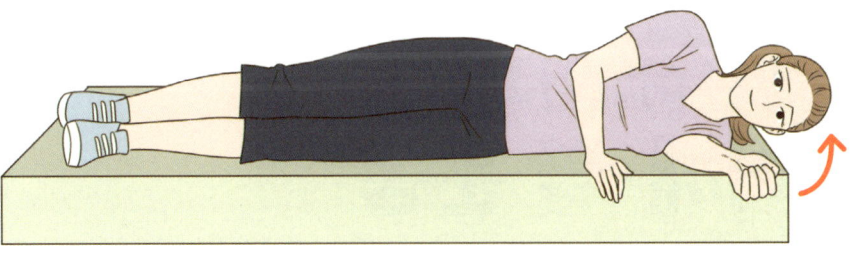

2. 숨을 내쉬면서 머리를 천천히 들어 올린다. 5~10초간 자세를 유지한 뒤 천천히 머리를 내린다. 3~5회 반복한 뒤 반대쪽도 같은 방법으로 실시한다.

CHAPTER 2

말린 어깨가 펴지는
어깨·팔 운동

어깨와 팔의 움직임이 부드러워야
시선이 안정화된다

어깨 관절은 상체의 균형과 연결된 중심축이다. 그런데 이 부위가 굳어 어깨가 말리면 균형이 흐트러지면서 시선이 불안정해지고 눈의 조절 기능에 부담이 가해진다. 시각 피로가 누적되는 현대인의 몸에서 단단하게 굳고 말린 어깨를 가장 먼저 풀어야 하는 이유다.

- 어깨 돌리기나 두 팔로 Y자 만들어 원을 그리는 운동처럼 상체를 크게 회전하는 동작은 전정계와 시각계를 동시에 자극한다. 이때 시선을 고정하면 시선 안정성과 중심 감각이 회복되고 눈-몸 협응력이 강화된다.
- 어깨 으쓱 올리기나 손바닥 밀기 운동은 긴장된 승모근과 견갑골 주위 근육을 이완시키고 자세의 중심을 바로잡는다. 어깨를 안정화하면 머리와 눈이 흔들리지 않고 집중력이 회복되는 효과가 있다.
- 깍지 낀 팔을 뒤로 밀며 상체를 숙이거나 수건을 이용해 위아래로 움직이는 동작은 가슴을 열고 흉곽을 확장시킨다. 이는 호흡을 깊게 만들어 눈과 뇌로 가는 산소 공급을 원활하게 하고, 눈의 피로와 압박감을 덜어준다.

어깨·팔 운동 01 | # 칙칙폭폭 어깨 돌리기

상체 근육을 움직이며 전정계, 고유 감각계, 시각계의 협응을 유도하는 운동이다. 시선을 고정한 채 어깨를 회전하면 시각계와 전정계가 동시에 활성화되어 시선 안정성과 중심 감각을 높일 수 있다.

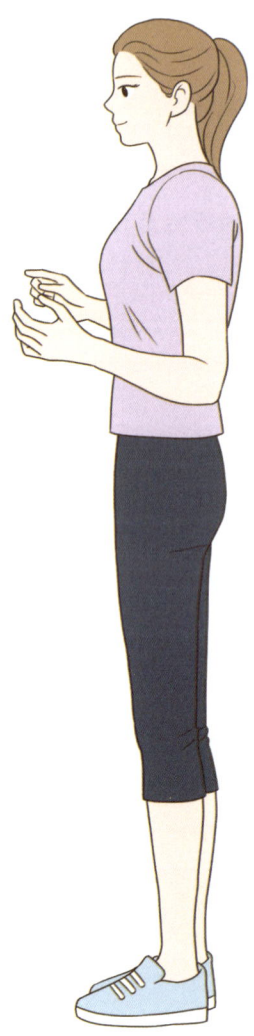

1. 바르게 서서 팔꿈치를 자연스럽게 굽혀 양팔을 앞으로 들어 올린다. 시선은 정면을 향한다.

어깨와 목의 긴장을 풀어주고 시각 피로를 줄이는 데 도움이 된다.

 앞뒤로 10~15회

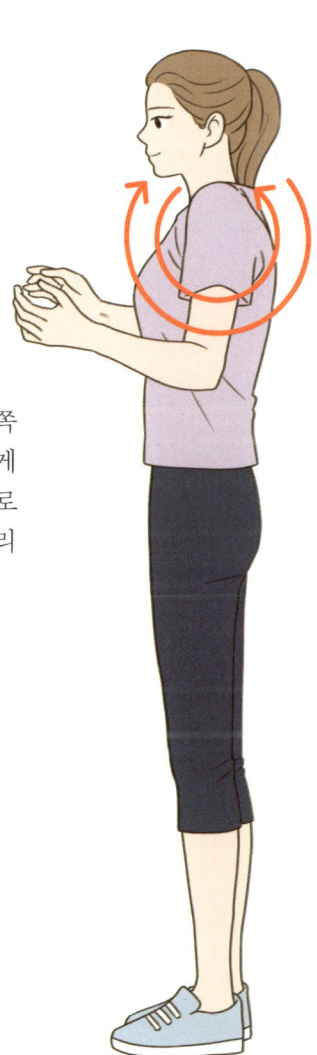

2   기차 바퀴가 도는 것처럼 양쪽 어깨로 원을 그리듯 앞으로 크게 돌린다. 리듬감 있게 연속적으로 10~15회 돌린 후 뒤로 원을 그리듯 10~15회 크게 돌린다.

| 어깨·팔 운동 02 | **으쓱 어깨 올리기** |

구부정한 자세로 인해 굳은 어깨와 등 윗부분을 풀어주는 동작이다. 뇌로 향하는 혈액과 산소의 흐름이 원활해져 눈의 피로 해소와 두통 완화에 도움을 준다.

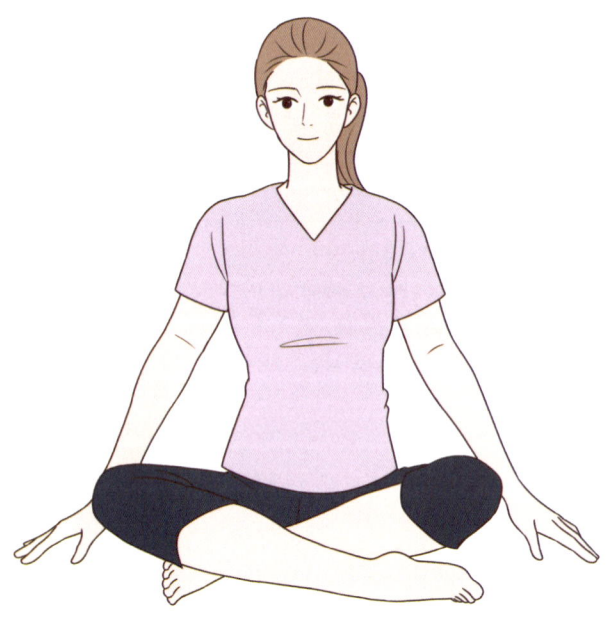

1. 바닥에 양반다리를 하고 앉아 척추를 곧게 세우고 턱은 가볍게 당긴다. 양손은 허벅지 양옆으로 자연스럽게 내려놓는다.

운동 효과 상부 승모근과 견갑거근을 이완시켜 피로감을 줄이고, 목과 어깨의 부담을 분산시킨다.

 권장 횟수 3~5회

> **TIP**
> 동작을 할 때 턱을 들지 않고 가볍게 당긴 상태를 유지해야 목이 긴장하지 않는다.

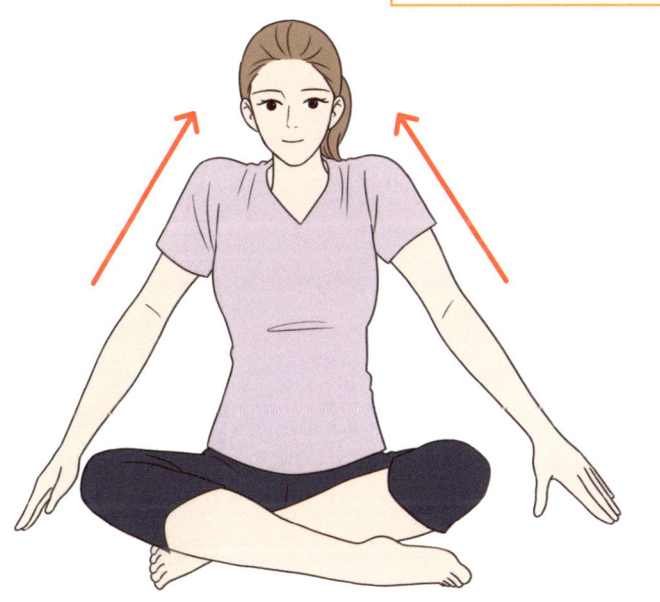

2 양쪽 어깨를 천천히 위로 들어 올리며 으쓱하는 자세를 8~12초간 유지한다. 숨을 내쉬면서 어깨를 아래로 툭 떨어뜨린다.

어깨·팔 운동
03

앞·옆으로 손바닥 밀기

책상 앞에 오래 앉아 있는 사람, 집중력이 필요한 작업을 오래 하는 이들에게 적합한 어깨 안정화 운동이다. 눈의 피로 해소와 함께 어깨 중심을 정돈해준다.

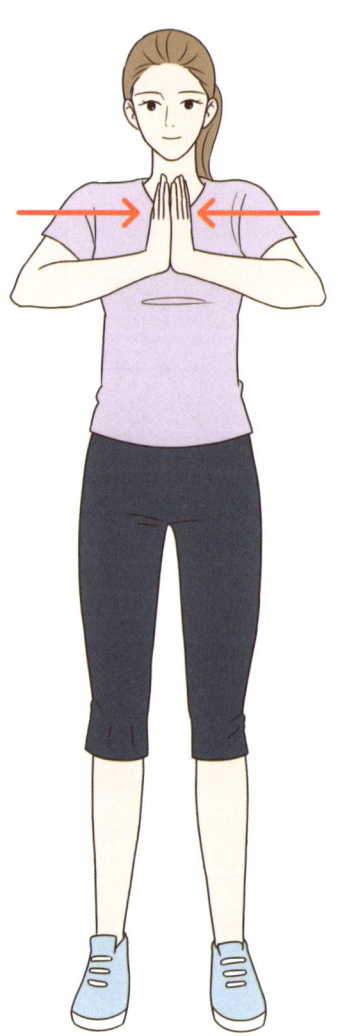

1. 바르게 서서 시선은 정면의 한 점에 고정한다. 양손의 손바닥을 가슴 앞에서 맞댄 후 두 손바닥이 서로 밀어내듯 5초간 힘을 준다.

팔을 지지하고 조절하는 어깨의 안정근을 활성화시키고, 집중력을 향상시킨다.

 두 동작 연달아 3~5회

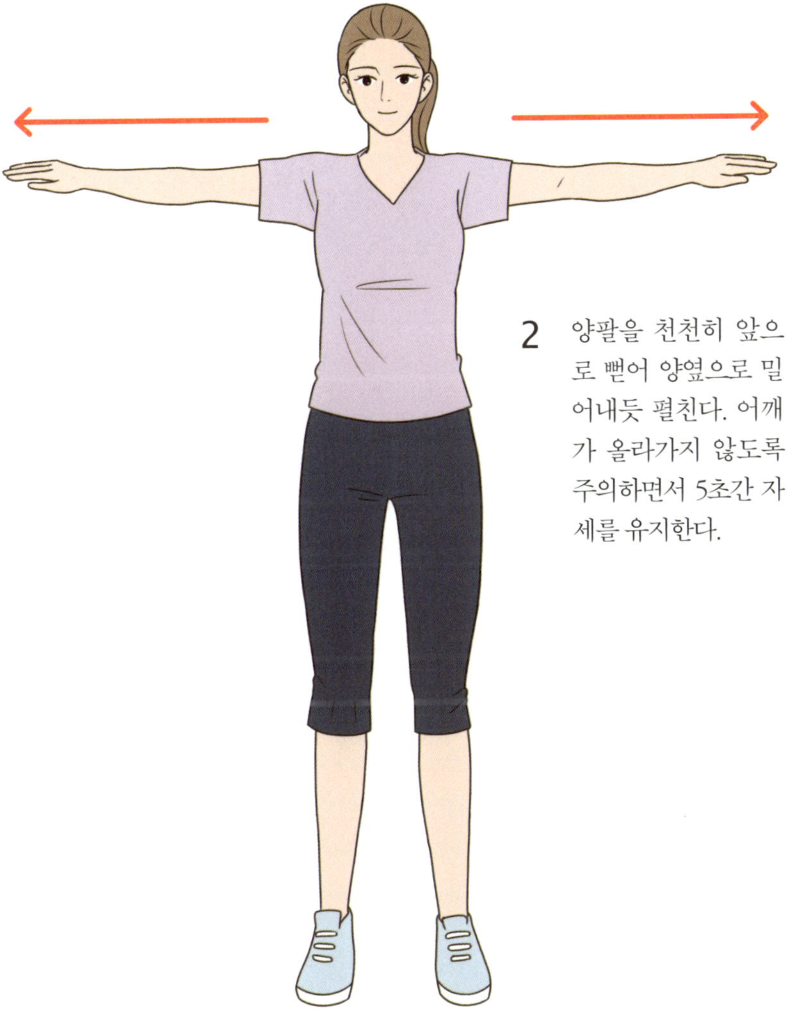

2 양팔을 천천히 앞으로 뻗어 양옆으로 밀어내듯 펼친다. 어깨가 올라가지 않도록 주의하면서 5초간 자세를 유지한다.

| 어깨·팔 운동 04 | **두 팔로 Y자 만들어 원 그리기** |

어깨의 안정화와 가슴 확장을 동시에 유도하는 운동이다. 등 상부 근육의 긴장을 이완시키고 경부 주변의 혈류 흐름을 도와 시각 피로를 덜어준다.

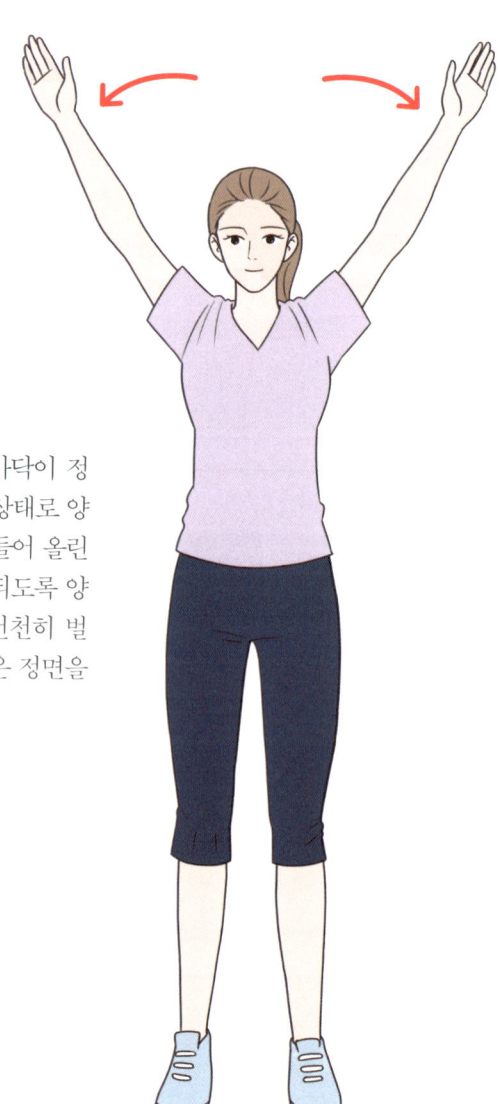

1. 바르게 서서 손바닥이 정면을 향하게 한 상태로 양팔을 귀 옆까지 들어 올린다. Y자 모양이 되도록 양팔을 양옆으로 천천히 벌린다. 이때 시선은 정면을 바라본다.

운동 효과

시야 확보와 자세 리셋에 효과적이며, 집중력을 회복하는 데 도움을 준다.

권장 횟수

앞뒤로 10회

2 어깨 관절을 부드럽게 풀어준다는 느낌으로 큰 원을 그리듯 양팔을 앞쪽으로 10회 돌린다. 팔꿈치가 굽혀지지 않도록 주의하며 다시 뒤쪽으로 큰 원을 그리듯 부드럽게 10회 돌린다.

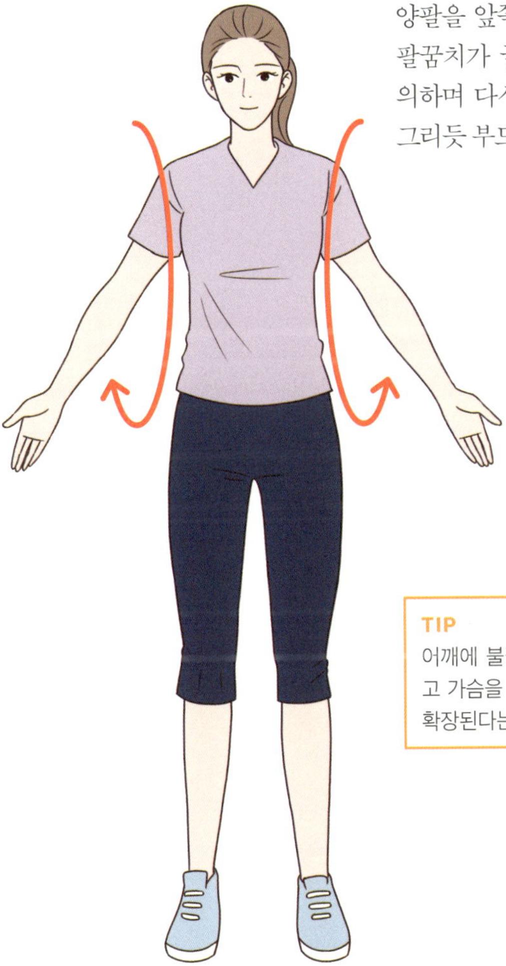

TIP

어깨에 불필요한 긴장을 주지 않고 가슴을 열면서 몸 전체가 위로 확장된다는 느낌으로 진행한다.

| 어깨·팔 운동 05 | # 손깍지 뒤로 밀며 상체 숙이기 |

굳은 어깨 관절과 앞쪽으로 말린 어깨 라인을 펴는 데 효과적이다. 장시간 컴퓨터를 사용하는 이들에게 적합한 동작이다.

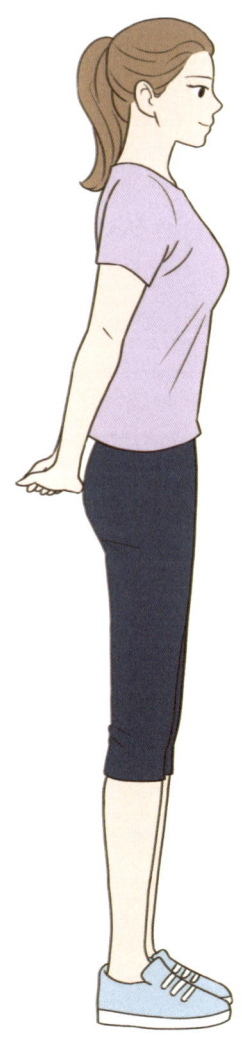

1 두 발을 어깨너비로 벌리고 선다. 두 손을 허리 뒤에서 깍지 낀 뒤 손을 뒤집어 손바닥이 바닥을 향하게 한다. 이때 팔을 뒤로 밀어 가슴을 활짝 열고 어깨를 내린다.

운동 효과 어깨 전면, 가슴, 상부 승모근과 견갑골 주변 근육을 동시에 이완시켜 어깨 말림과 구부정한 자세를 펴준다.

 권장 횟수 5회

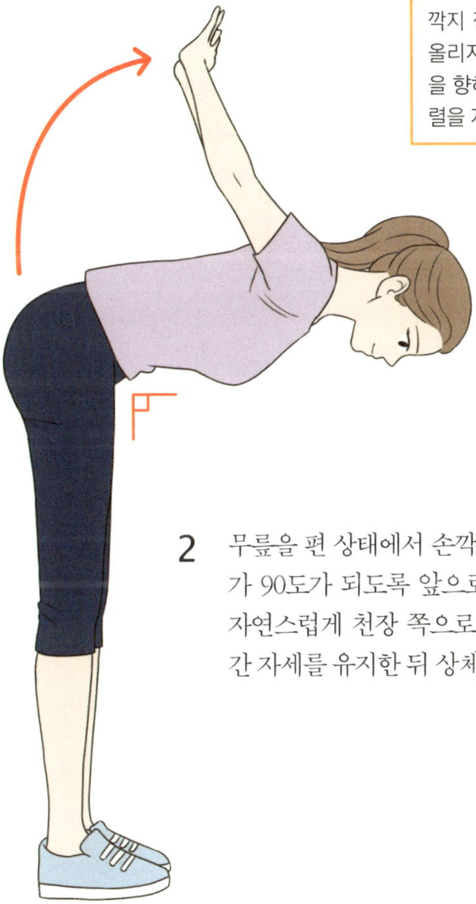

TIP
깍지 낀 손을 무리해서 들어 올리지 않는다. 시선은 바닥을 향하며 턱을 당겨 목의 정렬을 지킨다.

2 무릎을 편 상태에서 손깍지를 뒤로 밀며 상체가 90도가 되도록 앞으로 숙인다. 이때 팔은 자연스럽게 천장 쪽으로 들어 올라간다. 5초간 자세를 유지한 뒤 상체를 일으킨다.

| 어깨·팔 운동 06 | # 수건 잡고 양팔 들어 올리기 |

어깨 가동성 향상 운동이다. 수건을 당기는 과정에서 어깨 안정근이 활성화되고, 가슴과 흉곽이 자연스럽게 확장된다. 굳은 어깨를 부드럽게 풀고 싶을 때 활용하면 좋다.

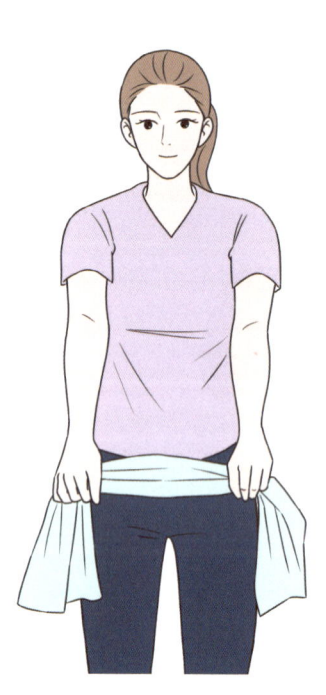
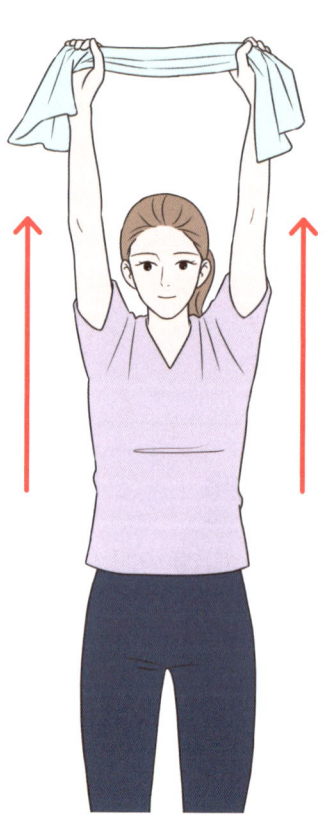

1. 척추를 정렬하고 바르게 선 뒤 몸 앞에서 양손으로 수건을 어깨너비로 잡는다. 턱이 앞으로 빠지지 않도록 살짝 당긴다.

2. 숨을 들이마시며 양팔을 머리 위로 천천히 들어 올려 5초간 자세를 유지한 뒤 수건을 아래로 끌어내리듯 내린다. 4회 반복한다.

등과 승모근의 긴장을 완화하고 근육 밸런스가 회복된다.

 두 동작 연달아 4회

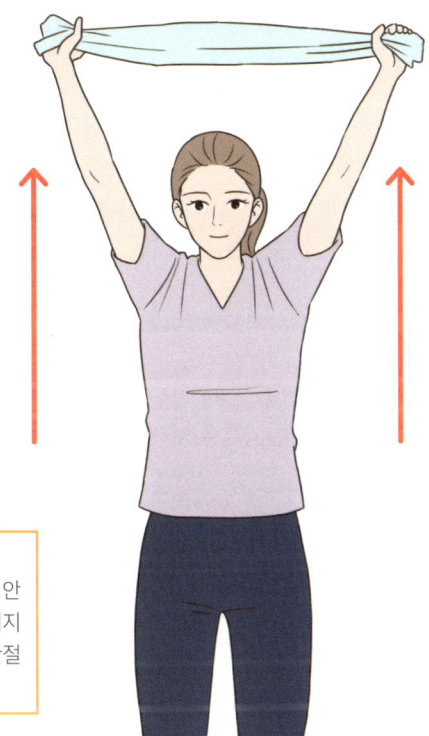

TIP
처음에는 수건을 짧게 잡아 안정적인 자극을 주고, 익숙해지면 수건을 길게 잡아 어깨 관절의 가동 범위를 점차 넓힌다.

3 이번에는 양손으로 수건을 최대한 넓게 잡는다. 양팔을 머리 위로 천천히 들어 올려 5초간 자세를 유지한 뒤 아래로 끌어내리듯 내린다. 4회 반복한다.

CHAPTER 3

굽은 등이 바로 서는
척추 운동

구부정한 등이 펴지면
시각 정보의 흐름이 원활해진다

경추에서 흉추, 요추까지 이어지는 척추는 눈과 뇌를 연결하는 신경과 혈관이 지나가는 중심축이다. 단지 몸을 지탱하는 구조물이 아니라 시각 시스템을 조율하는 몸의 중심이라 할 수 있다. 그런데 이 축이 굽거나 비틀리면 자세가 흐트러지면서 시선의 안정성과 시각 정보 처리도 함께 흔들린다. 침침하고 흐려진 눈의 기능을 되살리고 노안을 늦추고 싶다면 경직된 등 근육을 먼저 이완시켜야 한다.

- 척추 측면을 부드럽게 늘이는 옆구리 스트레칭이나 몸통 회전 동작은 몸의 좌우 불균형을 바로잡고, 척추의 정렬을 회복하는 데 효과적이다. 중심이 흔들리지 않으면 시야도 안정된다.

- 공을 이용해 8자 모양을 그리거나 척추를 말아 올렸다 펴는 운동은 몸통의 협응력을 높이고, 상체 전체의 혈류를 개선해 시신경과 뇌에 도달하는 산소와 영양 공급을 촉진한다. 이는 눈의 피로 해소과 집중력 향상으로 이어진다.

- 의자에 앉아서 하는 척추 유연성 동작은 책상 앞에서 오랜 시간 집중하는 직장인이나 학생들이 시각 피로를 해소할 수 있는 루틴으로 유용하다. 척추를 따라 이어진 근육과 신경을 이완하는 동작으로, 누구나 쉽게 따라 할 수 있다.

> 척추 운동
> 01

양팔 뻗어 옆구리 늘이기

짧은 시간 안에 옆구리의 뻣뻣함을 풀고 척추의 좌우 균형을 되찾아주는 스트레칭이다. 척추 주변의 혈류 순환이 원활해져 눈 피로를 해소하고 집중력 저하를 막아준다.

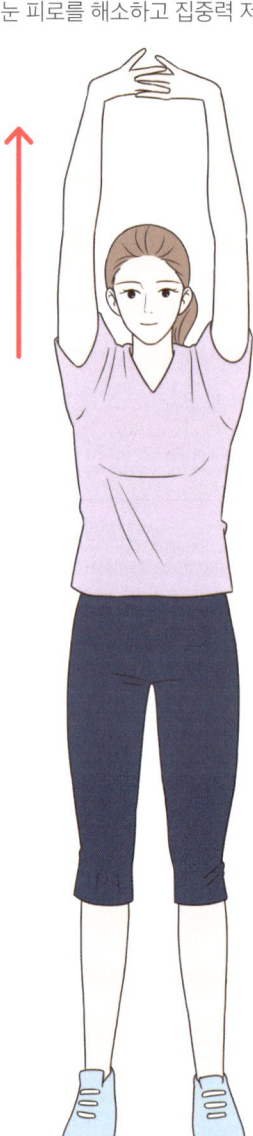

1. 두 발을 어깨너비로 벌리고 선 뒤 양손을 깍지 낀 상태로 머리 위로 쭉 뻗어 올린다. 손바닥이 천장을 보게 돌린 후 천장을 밀어내듯 척추를 길게 늘인다.

운동 효과 복사근과 척추기립근의 측면이 부드럽게 이완되며, 유연성과 체간 안정성을 높인다.

권장 횟수 좌우 왕복 10회

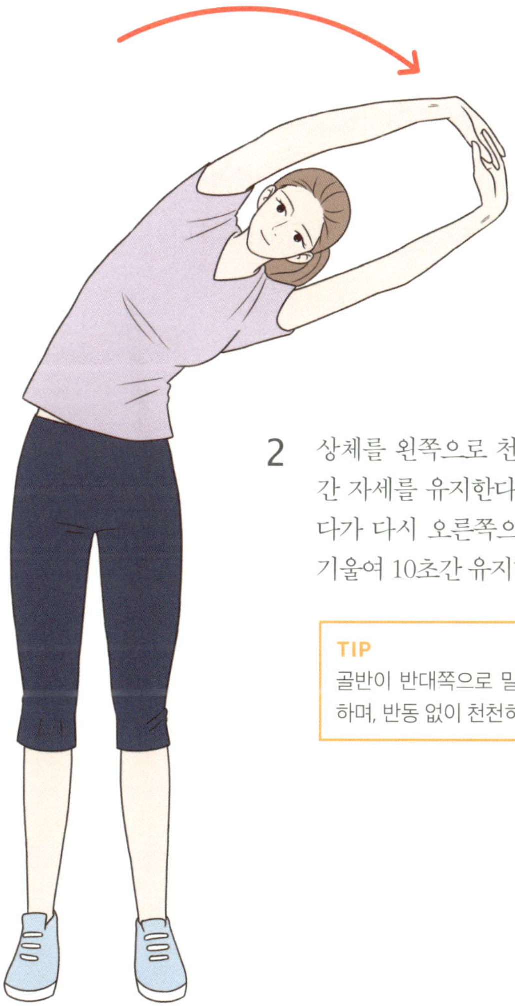

2 상체를 왼쪽으로 천천히 기울여 10초간 자세를 유지한다. 제자리로 돌아왔다가 다시 오른쪽으로 상체를 천천히 기울여 10초간 유지한다.

TIP
골반이 반대쪽으로 밀려나지 않도록 주의하며, 반동 없이 천천히 움직인다.

척추 운동 02 | 앉아서 척추 말아 올리기와 펴기

요가의 척추 유연성 운동인 고양이 자세와 소 자세를 의자에 앉아서 할 수 있게 변형한 동작이다. 굳은 등과 목, 어깨를 부드럽게 풀어주고 척추를 따라 이어지는 신경과 혈류 흐름을 회복하는 데 효과적이다.

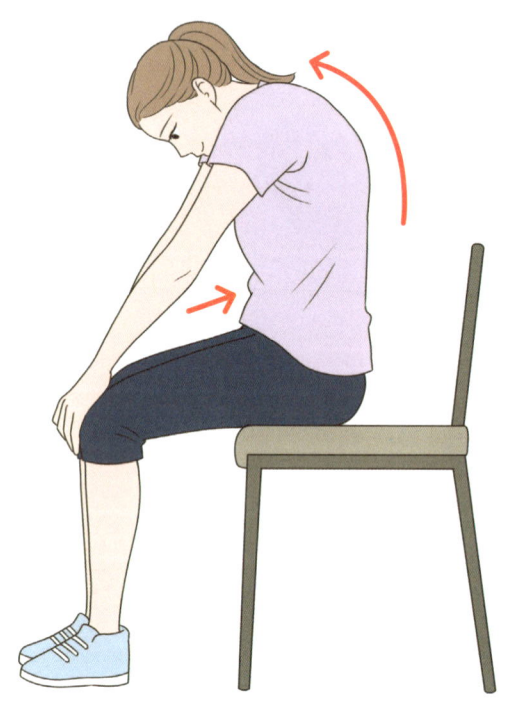

1 의자에 등을 대지 않고 바르게 앉은 뒤 발은 어깨너비로 벌리고 두 손은 무릎 위에 올린다. 배를 등 쪽으로 당기며 척추를 둥글게 말아 준다. 이때 턱은 살짝 당겨서 목 뒤 근육까지 길어지게 한다.

흉추와 경추 사이의 긴장을 완화하고, 가슴과 어깨를 열어줌으로써 자세 리셋 효과를 준다.

 두 동작 연달아 10회

TIP
목만 뒤로 확 꺾거나 허리를 과하게 젖히지 않는다. 척추 전체의 흐름을 물결처럼 연결하는 것이 좋다.

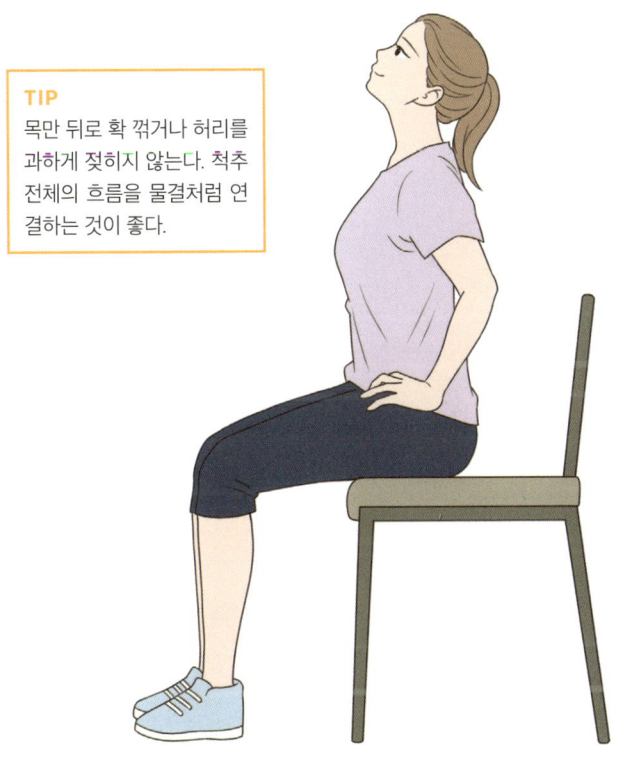

2 이어서 척추를 바르게 펴고, 흉곽을 위로 들어 올리며 가슴을 활짝 연다. 두 손은 자연스럽게 골반을 짚고, 어깨는 뒤로 젖힌다. 두 동작을 이어서 천천히 10회 반복한다.

| 척추 운동 03 | # 앉아서 몸통 돌리고 옆구리 늘이기 |

의자에 앉아 척추를 중심으로 상체를 회전하고 측면으로 기울이는 두 가지 동작으로 구성된 운동이다. 신경과 근막을 이완시키는 두 동작 모두 뇌와 눈으로 이어지는 혈류 흐름을 정돈해준다.

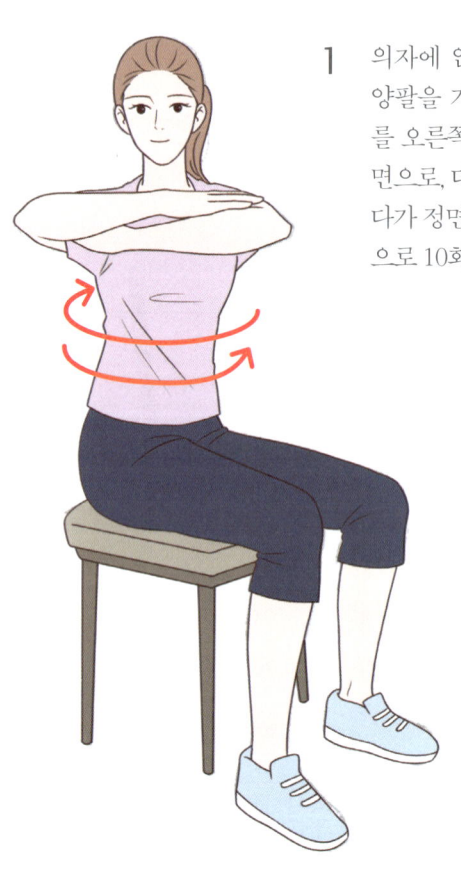

1 의자에 앉아 척추를 곧게 세운다. 양팔을 가슴 앞에서 포갠 후 상체를 오른쪽으로 천천히 돌렸다가 정면으로, 다시 왼쪽으로 천천히 돌렸다가 정면으로 돌아온다. 좌우 왕복으로 10회 반복한다.

척추의 회전 유연성과 옆구리 이완, 몸통 안정성까지 종합적으로 강화된다.

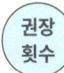 두 동작 연달아 10회

2   의자에 앉아 척추를 곧게 세운 후 양손을 머리 뒤에 대고 팔꿈치는 자연스럽게 벌린다.

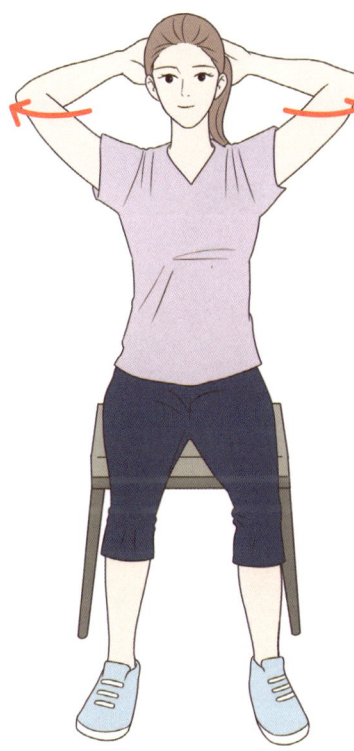

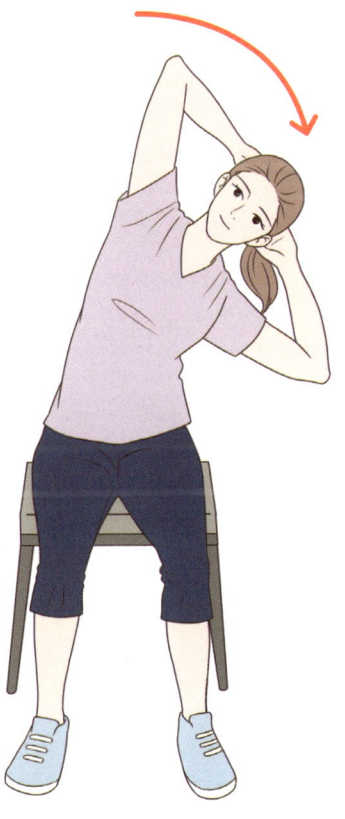

3   상체를 왼쪽으로 천천히 기울였다가 제자리로 돌아온다. 다시 오른쪽으로 천천히 기울였다가 제자리로 돌아온다. 시선은 정면을 유지한 채 좌우 왕복으로 10회 반복한다.

척추 운동 04 | # 앉아서 몸통 기울여 회전하기

책상 앞에 오래 앉아 있어 허리와 어깨가 자주 뻣뻣해지는 사람에게 유용한 동작이다. 상체의 좌우 유연성을 회복하는 데 효과적이며, 시선 회전은 뇌와 시각 피질 자극에 긍정적인 영향을 준다.

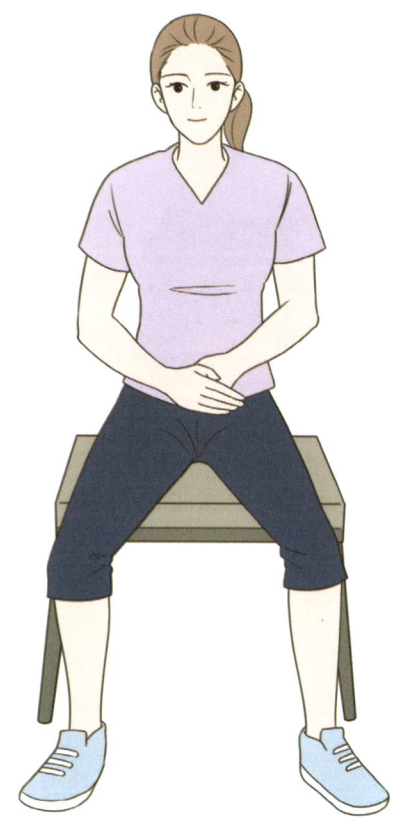

1. 의자에 앉아 두 발을 넓게 벌려 균형을 잡고, 두 손은 배 앞에서 가볍게 모은다.

척추 측면과 옆구리의 긴장을 풀고, 몸통 회전 능력을 향상시킨다.

좌우 왕복 10회

2. 오른손을 왼발 쪽으로 길게 뻗으며 몸을 기울이는 동시에 왼손은 천장 방향으로 길게 뻗는다. 이때 시선은 왼손의 손끝을 따라간다. 3초간 자세를 유지한 후 천천히 원위치로 돌아왔다가 반대쪽도 같은 방법으로 실시한다.

> **TIP**
> 무리해서 손이 발까지 닿을 필요는 없다. 몸 전체의 축을 유지하면서 균형 있게 기울이는 것이 중요하다.

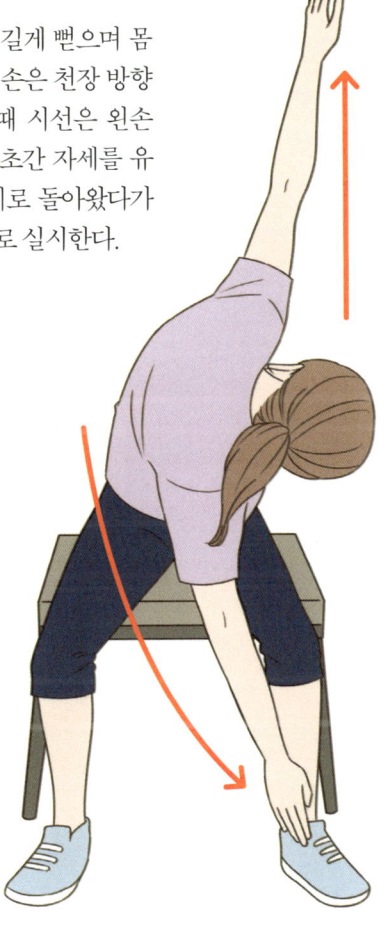

척추 운동 05

공을 이용해 8자 그리기

팔의 움직임을 통해 흉추와 몸통 회전 능력이 개선된다. 시선이 공을 따라가면서 눈과 어깨의 협응력이 향상되고, 상체 혈류 순환이 활발해져 시신경과 뇌를 자극한다.

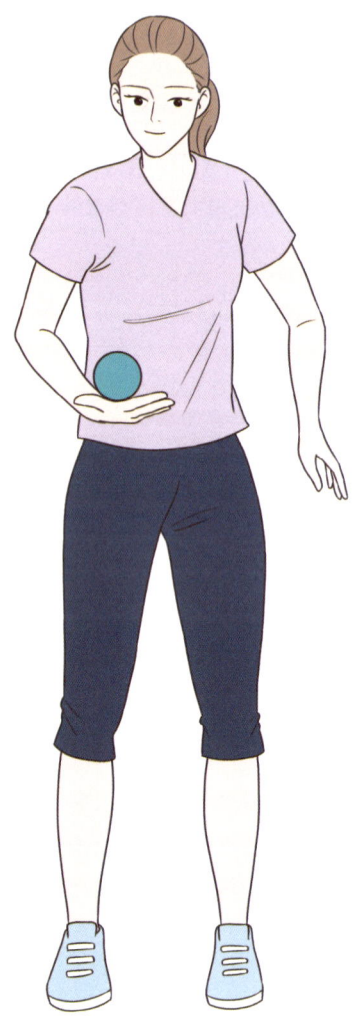

1. 두 발을 어깨너비로 벌리고 선 뒤 오른손 손바닥 위에 가벼운 공을 올려놓는다.

운동 효과 어깨의 유연성과 가동 범위를 확장시키고, 흉추 회전과 상체 협응력이 향상된다.

권장 횟수 좌우 8~10회

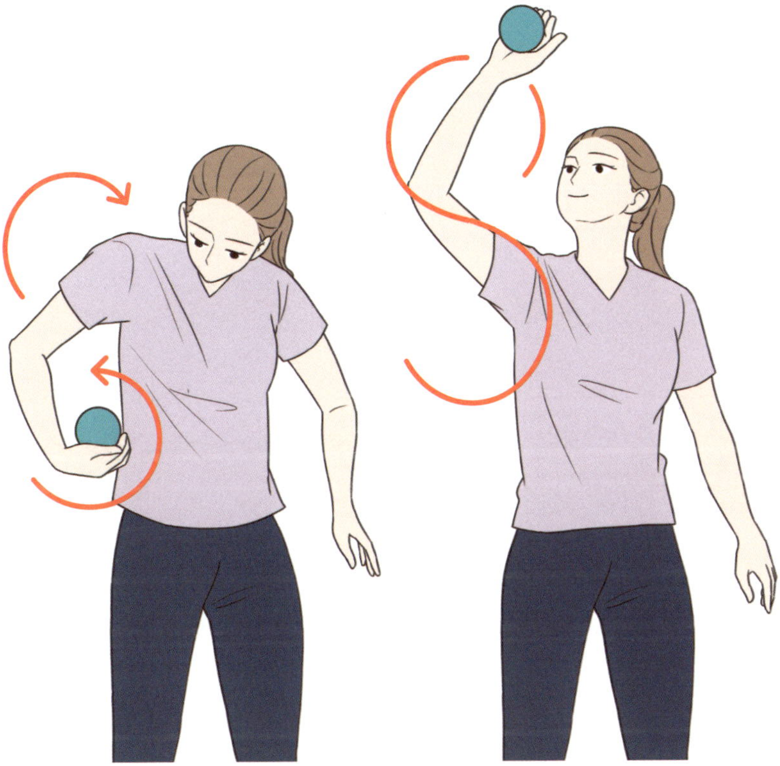

2 공이 손에서 떨어지지 않도록 팔 전체를 이용해 숫자 8을 그리듯 움직인다. 팔을 돌릴 때 천천히 리듬을 유지하면서 부드럽게 회전해야 한다. 8자를 8~10회 그린 후 반대쪽 팔도 같은 방법으로 실시한다.

TIP
팔의 움직임을 점점 크게 해 머리 위쪽까지 뻗는 동작으로 연결하면 어깨뿐 아니라 등과 허리까지 이완된다.

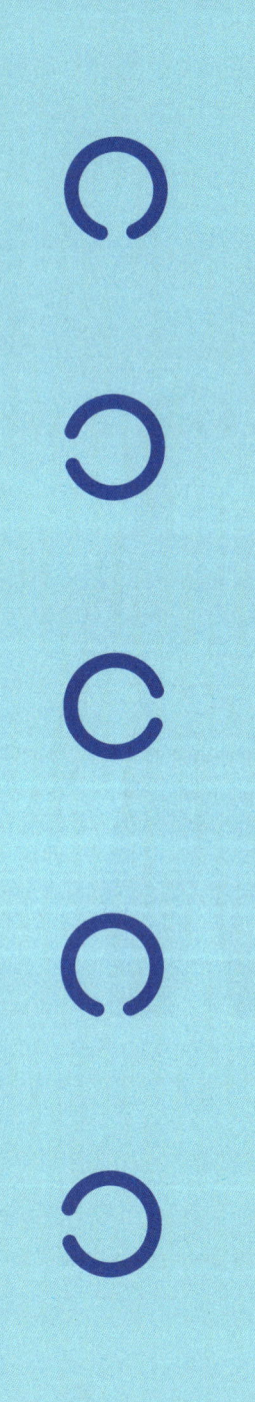

부록

눈의 노화 시계를 거꾸로 돌리는 무기들

- 3-3 눈 스트레칭 프로그램 한눈에 보기
- 3-3 눈 트레이닝 프로그램 한눈에 보기
- 홍정기 교수가 직접 보여주는 저속노안 트레이닝 동영상 바로가기
- 기본 시력 검사표
- 노안 확인용 근거리 시력표
- 독서 시력 체크표
- 눈이 좋아지는 도안(바렐 카드)

3-3 눈 스트레칭 프로그램 한눈에 보기

① 신경 안정 및 휴식 프로그램

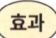 시각 피질 안정화, 감각 통합 촉진, 스트레스 완화

- 눈 간접 압박하기(118쪽)
- 눈 직접 압박하기(119쪽)

② 집중력 회복 프로그램

 시각 피질 안정화, 감각 통합, 눈-뇌 리셋, 시선 집중력 향상

- 빠르게 눈 깜빡이기(121쪽)
- 방사형으로 뻗은 선 따라가기(126쪽)
- 8자 모양 따라 그리기(130쪽)
- 점 따라가기(131쪽)

③ 근거리 피로 해소 프로그램

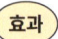 근거리 고정 응시로 인한 피로 해소, 외안근 긴장 완화

- 눈 감고 눈동자 살짝 굴리기(120쪽)
- 위·아래 보기(122쪽)

④ 시야 정렬 프로그램

> **효과** 눈의 좌우 균형 회복, 시선 안정, 양쪽 눈의 협응력 강화

- 좌우 보기(123쪽)
- 대각선으로 눈 움직이기(124쪽)
- 원형으로 눈 돌리기(125쪽)

⑤ 시선 추적력 향상 프로그램

> **효과** 시야 전환 속도 회복, 초점 전환과 시선 조절력 향상

- 지그재그 선 따라가기(127쪽)
- 나선 따라가기(128쪽)
- 꺾인 점선 따라가기(132쪽)

⑥ 움직임 회복 프로그램

> **효과** 시선 유연성 회복, 다양한 방향 감각 인지

- 눈으로 도형 그리기(129쪽)
- 사방 화살표 따라가기(133쪽)

3-3 눈 트레이닝 프로그램 한눈에 보기

① 눈 근육 강화 및 협응 프로그램

효과 외안근 유연성 및 시선 이동성 향상, 시각-운동 협응 강화

- 팔 벌려 엄지손가락 추적하기(144쪽)
- 원형으로 시선 따라가기(148쪽)
- 나선형으로 시선 따라가기(149쪽)
- 양쪽 시각봉으로 시선 옮기기(154쪽)

② 초점 조절 및 시선 집중 프로그램

효과 초점 조절력 향상, 전정안구 반사 자극, 집중력 강화

- 8방향으로 시선 고정하기(146쪽)
- 근거리, 원거리 초점 맞추기 1(150쪽)
- 근거리, 원거리 초점 맞추기 2(151쪽)
- 시각봉 당기며 초점 맞추기(152쪽)

③ 고급 협응 및 시각-운동 통합 프로그램

효과 시선 고정력 향상, 전정안구 반사 촉진, 눈-몸 통합 조절

- 시선 고정한 채 고개 움직이기(164쪽)
- 허리 움직이며 시선 고정하기(168쪽)
- 공 던지고 받기(172쪽)
- 스쿼트하며 떨어지는 공 잡기 2(176쪽)

④ 균형 감각 강화 프로그램(낙상 예방 운동 1)

효과 균형 감각 향상, 감각-운동 협응 강화, 중심 조절력 회복

- 정면 보며 일자로 걷기(162쪽)
- 한 발로 서서 고개 상하좌우로 움직이기(166쪽)

⑤ 움직임 속 집중력 유지 프로그램(낙상 예방 운동 2)

효과 시각 집중력 강화, 반응 속도 향상, 낙상 대응 능력 증진

- 뒤꿈치 들고 시선 고정하며 걷기(163쪽)
- 시선 고정한 채 발 내딛기(170쪽)
- 스쿼트하며 떨어지는 공 잡기 1(174쪽)

⑥ 시각 통합 및 융합 조절 프로그램

효과 입체시 회복, 시선 정렬 개선, 시각 피로 완화

- 브록 스트링 활용해 시선 옮기기(156쪽)
- 바렐 카드 활용해 초점 맞추기(158쪽)

홍정기 교수가 직접 보여주는
저속노안 트레이닝 동영상 바로가기

- 선명하고 맑아지는 눈 스트레칭

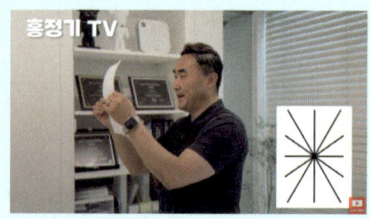

- 눈 근육을 강화하는 정적인 트레이닝

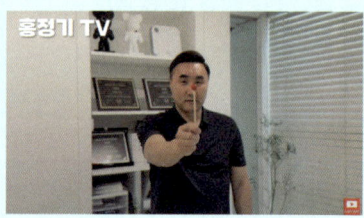

- 몸과 눈을 동시에 훈련하는 동적인 트레이닝

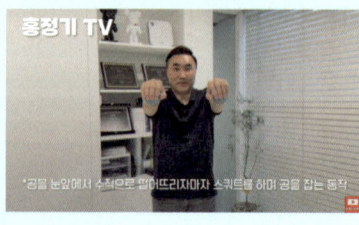

- 노안 늦추고 자세까지 교정되는 부위별 운동

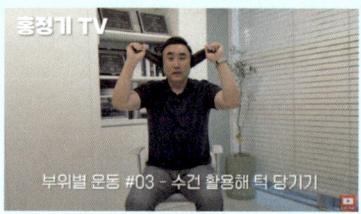

기본 시력 검사표

0.1	E
0.2	F P
0.3	T O Z
0.4	L P E D
0.5	P E C F D
0.6	E D F C Z P
0.8	F E L O P D
1.0	D E F P O T E C

전 세계에서 가장 널리 쓰이는 시력 검사 도구
스넬렌 차트 Snellen Chart

원본은 1.0 시력용 글자가 6m 거리에서 식별할 수 있도록 설계된 도구다. 이 책에서는 4분의 1로 축소됐기 때문에 약 1.5m 거리에서 검사하면 상대적으로 정확한 시력 추정이 가능하다.

사용법

1.5m 떨어진 지점에 시력 검사표를 붙여 놓고 한쪽 눈씩 교대로 가려서 시력을 측정한다. 안경이나 렌즈 없이 맨눈으로 한 번, 착용하고 한 번, 각각 체크한다.

노안 확인용 근거리 시력표

0.1	N
0.2	N L
0.3	N L E
0.4	N E L O
0.5	N E L O D
0.6	N E L O D C
0.8	N E L O D C F
1.0	N E L O D C F T

노안 진단에 널리 사용되는
근거리 시력표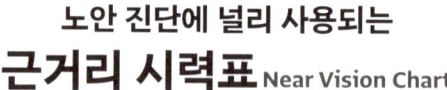

보편적으로 책을 읽는 거리인 약 30~40cm에서 식별할 수 있도록 설계된 도구다. 이 책에 수록된 시력표는 축소비율을 감안해 약 30cm 거리에서 사용하면 된다.

사용법
평소 책을 읽는 자세에서 눈과 30cm 떨어진 지점에 시력표를 놓고 한쪽 눈씩 교대로 가려서 시력을 측정한다.

독서 시력 체크표

0.1 – 0.2	초록 잎 위에 작은 물방울이 맺혔다
0.3	우편함에 엽서 한 장이 꽂혀 있었다
0.4 – 0.5	책상 위에는 오래된 사진이 놓여 있었다
0.6 – 0.7	버스는 조용히 정류장을 지나쳐 갔다
0.8	바람이 불자 커튼이 천천히 흔들렸다
1.0	모자는 바구니 옆에 가지런히 놓았다
1.2 – 1.5	두 마리 새가 둥지에서 날아올랐다

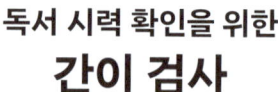

독서 시력 확인을 위한
간이 검사

'엠엔리드MNREAD' 시력표를 참고해 제작한 것으로 책을 읽을 때의 시력 즉, 독서 시력을 확인하기 위한 간이 검사 도구다.

사용법

책을 읽을 때처럼 손에 들고 팔을 자연스럽게 뻗은 거리(약 30cm)에서 편안한 자세로 문장을 읽으며 검사한다.

눈이 좋아지는 도안(바렐 카드)

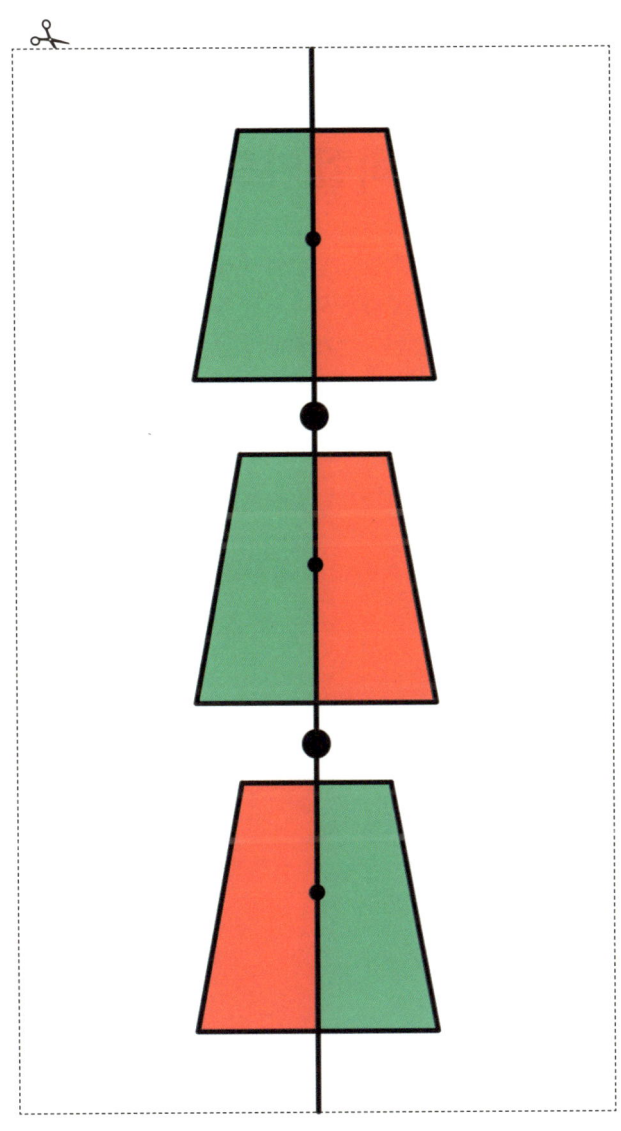

(사용 방법 : 158쪽)

눈이 좋아지는 도안
바렐 카드

프레드릭 브록 박사의 수렴·융합 훈련 이론을 기반으로 만든 행동 시각 훈련 도구로, 미국의 시각 훈련 전문가들에 의해 임상 현장에서 실용화되었다.